疑难杂症效验秘方系列

男科疾病
效验秘方

总主编　张光荣

主　编　任　豪

中国医药科技出版社

内容提要

　　本书精选男科疾病验方数百首，既有内服方，又有外洗、贴敷等外治方；既有古今中医名家经验方，又有民间效验方。每首验方适应证明确，针对性强，疗效确切，患者可对症找到适合自己的中医处方。全书内容丰富，通俗易懂，是家庭求医问药的必备参考书。

图书在版编目（CIP）数据

男科疾病效验秘方/任豪主编 . —北京：中国医药科技出版社，2014.1

（疑难杂症效验秘方系列）

ISBN 978 - 7 - 5067 - 6475 - 9

Ⅰ.①男… Ⅱ.①任… Ⅲ.①男性生殖器疾病—验方—汇编 Ⅳ.① R289.5

中国版本图书馆 CIP 数据核字（2013）第 269068 号

美术编辑　陈君杞

版式设计　郭小平

出版　中国医药科技出版社

地址　北京市海淀区文慧园北路甲 22 号

邮编　100082

电话　发行：010–62227427　邮购：010–62236938

网址　www.cmstp.com

规格　710×1020mm ¹/₁₆

印张　14¹/₄

字数　203 千字

版次　2014 年 1 月第 1 版

印次　2024 年 4 月第 4 次印刷

印刷　北京印刷集团有限责任公司

经销　全国各地新华书店

书号　ISBN 978–7–5067–6475–9

定价　**29.00 元**

本社图书如存在印装质量问题请与本社联系调换

编委会

主　编　任　豪

副主编　陈乃晶

编　委（按姓氏笔画排序）

王中华　李玉玲

贾永刚　彭秀山

前言

昔贤谓"人之所病，病病多，医之所病，病方少"，即大众所痛苦的是病痛多，医者所痛苦的是药方少。然当今之人所病，病病更多；当今之医所病，不是病方少，而是病效少。故有"千金易得，一效难求"之憾。

《内经》云："言病不可治者，未得其术也"。"有是病，必有是药（方）"，所以对一些疑难杂症，一旦选对了方、用对了药，往往峰回路转，出现奇迹。

本套"疑难杂症效验秘方系列"包括肺病、肝胆病、肾病、高血压、中风、痛风、关节炎、肿瘤、甲状腺病、妇科疾病、不孕不育、男科疾病、骨关节疾病、脱发、皮肤病等，共计15个分册。每分册精选古今文献中效方验方数百首，既有中药内服方，又有针灸、贴敷等外治方。每首验方适应证明确，针对性强，疗效确切，患者可对症找到适合自己的中医处方，是家庭求医问药的必备参考书。

需要说明的是，原方中有些药物，按现代药理学研究结果是有毒副作用的，如川乌、草乌、天仙子、黄药子、雷公藤、青木香、马兜铃、生半夏、生南星、木通、商陆、牵牛子，等等，这些药物尤其是大剂量、长时间使用易发生中毒反应。故在选定某一验方之后，使用之前，请教一下专业人士是有必要的！

本套丛书参考引用了大量文献资料，在此对原作者表示衷心感谢！最后，愿我们所集之方，能够解除患者的病痛，这将是我们最为欣慰的事。

总主编　张光荣

2013 年 10 月

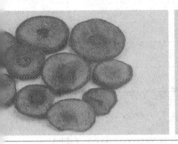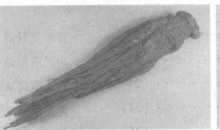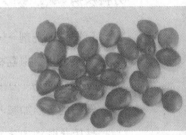

目录

第三章　前列腺疾病

第四章　性功能障碍

第五章 男科杂病

第六章 阴茎精索精囊疾病

第七章 性传播疾病

第一章

包皮龟头疾病

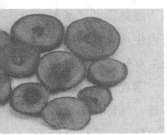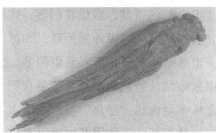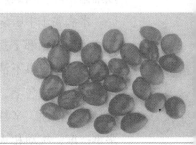

第一节　包皮龟头炎

包皮龟头炎是阴茎头炎和包皮炎的统称，是指发生于龟头、包皮及冠状沟的炎性病变，常由包皮过长、包茎以及局部不清洁等因素引起，是一种常见的男性外生殖器疾病，初起时龟头和包皮充血水肿，继而发生糜烂。

包皮龟头炎的诊断要点：①大多数有包皮过长或包茎病史。②初起局部潮湿，阴茎头和包皮内板充血、糜烂，严重者可形成浅小溃疡，有恶臭的脓性分泌物。③发病急剧者，局部剧烈疼痛，在没有形成溃疡时即出现坏死、血性分泌物，并伴有寒战高热。④因某些药物过敏，或疱疹性皮肤病，在龟头或包皮内板形成局限性水疱、糜烂、浅表溃疡，并且瘙痒。⑤实验室检查：部分病人可出现血白细胞总数增高，中性比例增大，必要时可作分泌物涂片或细菌培养，明确病原诊断。

本病属于中医学"疳疮"的范畴，病位在阴茎，病因为湿热毒邪；基本病机为湿热毒邪下扰，袭于阴茎。可因外感所致，亦可由内生而成。多因衣着不净，或房事不洁，坐卧湿地，湿热毒邪直犯阴茎，酿生本病；内生者多因包皮过长或包茎，以致败精浊物残留凝结，或喜食肥甘，嗜食辛辣，肥甘之品易化湿浊，辛辣之味多生内热，湿热中生；或情志不遂，气郁化热；或房事过度，扰动相火，火热毒邪，下注阴茎，遂致本病。治疗上，若以肝经湿热为主，治疗应清热利湿，解毒消肿；若以热毒蕴结为主，治疗应泻火解毒，清热利湿；若以阴虚邪恋为主，治疗应滋阴清热，解毒化瘀。

❀ 八正合剂

瞿麦 10g　车前子（炒）10g　大黄 10g　滑石 20g　灯心草 10g
川木通 10g　萹蓄 20g　栀子 10g　甘草 10g

【用法】头煎加水约 500ml，浸泡 20 分钟，武火煮沸后，改小火再煮沸 30 分钟，取液约 200ml；二煎，加水约 400ml，武火煮沸后，改小火再煮沸 30 分钟，取液 200ml；两煎药汁混合后，外洗（温洗），每日 2 次，日 1 剂。

【功效】清热解毒，化浊避秽。

【适应证】**包皮龟头炎**。症见：包皮及龟头处充血、肿胀及脓性分泌物，可伴排尿时尿道口刺痛或灼痛。

【临证加减】湿热毒甚加银花、连翘、夏枯草。

【疗效】40 例患者中，痊愈 35 例，好转 5 例，无效 0 例，总有效率为 100%。

【来源】候智. 八正合剂外用治疗包皮龟头炎 40 例临床观察. 河北中医, 2010, (2)：240

蛇参合剂

苦参 60g 蛇床子 30g 地肤子 30g 鱼腥草 30g 白鲜皮 30g 野菊花 20g 甘草 10g

【用法】头煎加水约 500ml，浸泡 20 分钟，武火煮沸后，改小火再煮沸 30 分钟，取液约 200ml；二煎，加水约 400ml，武火煮沸后，改小火再煮沸 30 分钟，取液 200ml；两煎药汁混合后，外洗（温洗），每日 2 次，日 1 剂。

【功效】清热解毒，化浊避秽。

【适应证】**包皮龟头炎**。症见：有包皮过长、包茎或不洁性交史、配偶有外阴阴道炎史；龟头包皮处红斑、丘疹、丘疱疹、糜烂，覆白色乳酪样膜，伴瘙痒；分泌物镜检可见滴虫或孢子、菌丝等。

【临证加减】湿热毒甚加黄柏、银花、连翘、夏枯草。

【疗效】60 例患者中，痊愈 41 例，显效 11 例，无效 5 例，总有效率为 86.6%。

【来源】赖火龙，杨志波. 蛇参合剂外洗治疗包皮龟头炎 60 例疗效观察，湖南中医药导报，2004, (5)：38

苦蝉煎

苦参 30g 蝉蜕 10g

【用法】头煎加水约 500ml，浸泡 20 分钟，武火煮沸后，改小火再煮沸 30 分钟，取液约 200ml；二煎，加水约 400ml，武火煮沸后，改小火再煮沸 30 分钟，取液 200ml；两煎药汁混合后，外洗（温洗），每日 2 次，日 1 剂。

【功效】清热燥湿，祛风解毒，杀虫止痒。

【适应证】**小儿包皮龟头炎**。症见：包皮肿胀发亮，龟头鲜红，排尿困难、疼痛。常以局部疼痛，奇痒红肿，渗液及脓性分泌物为特征。

【临证加减】若破溃疼痛加蒲公英15g；痒甚加地肤子15g。

【来源】张道诚. 苦蝉煎外洗治疗小儿包皮龟头炎100例. 新中医，2001，(7)

三黄疗毒汤合珠黄散

生大黄20g 大黄10g 黄连20g 黄柏15g 蚤休20g 甘草10g

【用法】头煎加水约500ml，浸泡20分钟，武火煮沸后，改小火再煮沸30分钟，取液约200ml；二煎，加水约400ml，武火煮沸后，改小火再煮沸30分钟，取液200ml；两煎药汁混合后，外洗（温洗），每日2次，日1剂。外敷珠黄散（黄连、冰片、珍珠粉）。

【功效】清热解毒，化浊避秽。

【适应证】**包皮龟头炎**。症见：龟头包皮处红斑、丘疹、丘疱疹、糜烂，覆白色乳酪样膜，伴瘙痒；分泌物镜检可见滴虫或孢子、菌丝等。

【临证加减】湿热毒甚加黄柏、银花、蚤休、夏枯草。

【疗效】35例患者中，痊愈35例，总有效率为100%。

【来源】庄田畋. 三黄疗毒汤合珠黄散外治龟头炎35例. 安徽中医学院学报，1998，(6)：33

消疳洗剂

鱼腥草60g 土茯苓40g 大黄15g 紫草20g 土槿皮15g 苦参20g 蛇床子15g 银花30g 地丁20g 茵陈15g

【用法】头煎加水约500ml，浸泡20分钟，武火煮沸后，改小火再煮沸30分钟，取液约200ml；二煎，加水约400ml，武火煮沸后，改小火再煮沸30分钟，取液200ml；两煎药汁混合后，外洗，每日2次，日1剂。外用消疳散（煅石膏18g，青黛6g，血竭3g，寒水石15g，珍珠母15g，冰片2g）

【功效】清热解毒、化浊避秽。

【适应证】**包皮龟头炎**。症见：龟头包皮处红斑、丘疹、丘疱疹、糜烂，覆白色乳酪样膜，伴瘙痒；分泌物镜检可见滴虫或孢子、菌丝等均诊断为本病。

【临证加减】湿热毒甚加银花、夏枯草。

【疗效】40 例患者中，痊愈 35 例，好转 5 例，无效 0 例，总有效率为 100%。

【来源】王休建，李圣兰. 消疳洗剂外用治疗龟头炎. 山东医药工业，1998，(6)：33

蜂房苦柏汤

　　露蜂房 20g　苦参 20g　黄柏 20g　大风子 10g　苦楝皮 10g　地榆 10g　五倍子 10g　白矾 5g　生龙骨 30g　生牡蛎 30g　地肤子 10g　蝉蜕 10g

【用法】头煎加水约 500ml，浸泡 20 分钟，武火煮沸后，改小火再煮沸 30 分钟，取液约 200ml；二煎，加水约 400ml，武火煮沸后，改小火再煮沸 30 分钟，取液 200ml；两煎药汁混合后，外洗（温洗），每日 2 次，日 1 剂。

【功效】清热解毒、化浊避秽。

【适应证】包皮龟头炎。症见：龟头包皮处潮红、糜烂、溃疡、局部灼热、疼痛、瘙痒。分泌物镜检可见滴虫或孢子、菌丝等。

【临证加减】湿热毒甚加银花、四季青、夏枯草。

【疗效】107 例患者中，痊愈 99 例，好转 8 例，总有效率为 100%。

【来源】李芳琴，胡彦军. 蜂房苦柏汤浸泡外洗治疗包皮龟头炎 107 例. 长春中医药大学学报，2010，(6)：893

傅氏验方

　　生黄芪 20g　苍术 10g　牛膝 15g　黄柏 20g　生薏苡仁 20g　凤尾草 30g　石韦 20g　银花 20g　蒲公英 30g　益母草 20g　白茅根 30g　生甘草 10g

【用法】水煎服，每日 2 次，日 1 剂。同时配合外用（每 100ml 水中含有黄柏粉 5g，苦参粉 3g，白及粉 2g，高温灭菌消毒后备用，先把溶液放入消毒小杯子，先将龟头浸泡 5～10 分钟，然后用浸湿的纱块将龟头包裹，每排尿后换一次）。

【功效】清热解毒，化浊避秽。

【适应证】**包皮龟头炎**。症见：①有不洁性交史；②包皮龟头潮红，龟头有丘疹，包皮内板或龟头冠状沟有奶酪样斑片；③可出现念珠菌过敏症，于不洁性交后数小时可发生阴茎刺痒及烧灼感，并可有包皮龟头潮红；或出现偶发的爆发性水肿性龟头炎，主要表现为阴茎包皮水肿、剧痒，有潜在溃疡；④真菌镜检可见卵圆形孢子和假菌丝；⑤真菌培养可见白色小圆菌落生长，取菌落作涂片革兰染色，可见大量牙生孢子。

【临证加减】龟头湿痒者，加白鲜皮 20 ~ 30g，蛇床子 5 ~ 9g；龟头溃疡者，加地榆、乌贼骨各 10 ~ 15g；气虚明显者加党参 15 ~ 20g，白术 10 ~ 15g；寒湿内盛者，减去黄柏、银花、石韦，加吴茱萸 3 ~ 5g，干姜 5 ~ 10g；热毒壅盛者，加龙胆草、生山栀子、赤芍各 10 ~ 15g；阴虚火旺者，加丹参、生地各 15 ~ 20g，丹皮 10 ~ 15g；有尿血者，加大蓟炭、茜草炭各 20 ~ 30g。

【疗效】45 例患者中，痊愈 38 例，有效 5 例，无效 2 例，总有效率为 95.5%。

【来源】傅根龙，顾文忠. 中药治疗龟头炎 45 例. 实用中医药杂志，1994，(6)：9

刘氏中药熏洗方

蛇床子 30g　大枫子 30g　黄柏 30g　苦参 30g　百部 20g　花椒 10g

【用法】头煎加水约 500ml，浸泡 20 分钟，武火煮沸后，改小火再煮沸 30 分钟，取液约 200ml；二煎，加水约 400ml，武火煮沸后，改小火再煮沸 30 分钟，取液 200ml；两煎药汁混合后，外洗（温洗），每日 2 次，日 1 剂。

【功效】清热解毒，化浊避秽。

【适应证】**包皮龟头炎（湿热毒邪瘀滞下焦证型）**。症见：龟头包皮处红斑、丘疹、丘疱疹、糜烂，覆白色乳酪样膜，伴瘙痒；分泌物镜检可见滴虫或孢子、菌丝等。

【临证加减】湿热毒甚加银花、四季青。

【疗效】50 例患者中，痊愈 36 例，显效 9 例，好转 5 例，无效 0 例，总有效率为 100%。

【来源】刘云升，李泽勤. 易菲莎软膏联合中药煎洗治疗念珠菌性包皮龟头炎 50 例分析. 中国民族民间医药，2012，(9)：93

燥湿解毒汤

马齿苋30g　败酱草30g　薏苡仁30g　土茯苓30g　白鲜皮40g
赤芍20g　苦参20g　蜂房20g　生甘草20g　蜈蚣1条

【用法】头煎加水约500ml，浸泡20分钟，武火煮沸后，改小火再煮沸30分钟，取液约200ml；二煎，加水约400ml，武火煮沸后，改小火再煮沸30分钟，取液200ml；两煎药汁混合后，外洗（温洗），每日2次，日1剂。

【功效】清热解毒，化浊避秽。

【适应证】**包皮龟头炎（湿热瘀滞下焦证型）**。症见：包皮溃疡，弥漫性潮红、干燥光滑，包皮内侧及冠状沟处附有奶酪样斑片，瘙痒，红肿、疼痛，水疱或脓疱，或龟头红色丘疹，污垢增多，以致尿频、尿痛等，且症状反复绵延难愈。

【临证加减】湿热毒甚加银花、蛇床子。

【疗效】43例患者中，痊愈24例，显效14例，有效4例，无效1例，总有效率为88.37%。

【来源】高瞻，邵魁卿，沈建武. 燥湿解毒汤治疗包皮龟头炎的临床观察，国际中医中药杂志，2011，（11）：1043

张氏中药熏洗方

百部30g　黄柏30g　土槿皮30g　白鲜皮30g　苦参30g　蛇床子20g　枯矾5g　冰片5g

【用法】头煎加水约500ml，浸泡20分钟，武火煮沸后，改小火再煮沸30分钟，取液约200ml；二煎，加水约400ml，武火煮沸后，改小火再煮沸30分钟，取液200ml；两煎药汁混合后，外洗（温洗），每日2次，日1剂。配合曲安奈德益康唑软膏外用，每晚1次。

【功效】清热利湿，杀虫止痒。

【适应证】**包皮龟头炎（湿热毒邪内蕴证型）**。症见：包皮、阴茎头弥漫性潮红，包皮、冠状沟水肿，脓疱、龟头处可见边界清楚的红斑，边缘脱屑，呈片状糜烂表面附有白色奶酪样分泌物；自觉局部瘙痒，部分患者有针尖、米粒大小的红色丘疹，严重者可波及阴囊。部分伴有失眠、烦躁、怕羞等心理，于病变部位取材可直接镜检或培养可找到念珠菌。

【临证加减】湿热毒甚加连翘、夏枯草。

【疗效】125 例患者中，痊愈 68 例，显效 32 例，有效 16 例，无效 9 例，总有效率为 80.0%。

【来源】张凤山，谢林兰，王金国. 中西药结合治疗念珠菌性包皮龟头炎 125 例疗效观察，中国中西医结合皮肤性病学杂志，2007，（3）：184

🪷 李氏中药洗剂

苦参 20g　白鲜皮 20g　黄柏 20g　苍术 20g　地肤子 20g　蛇床子 20g　百部 20g　荆芥 20g

【用法】头煎加水约 500ml，浸泡 20 分钟，武火煮沸后，改小火再煮沸 30 分钟，取液约 200ml；二煎，加水约 400ml，武火煮沸后，改小火再煮沸 30 分钟，取液 200ml；两煎药汁混合后，外洗（温洗），每日 2 次，日 1 剂。外涂联苯苄唑凝胶外擦，每日 2 次。

【功效】清热解毒，化浊避秽。

【适应证】**白念菌性包皮龟头炎（湿热毒邪瘀滞下焦证型）**。症见：龟头包皮处红斑、丘疹、丘疱疹、糜烂，覆白色乳酪样膜，伴瘙痒；分泌物镜检可见白色念珠菌或滴虫或孢子、菌丝等。

【临证加减】湿热毒甚加银花、连翘、龙胆草。

【疗效】46 例患者中，痊愈 37 例，显效 7 例，好转 1 例，无效 1 例，总有效率为 95.6%。

【来源】李勇忠，李扬. 中药洗剂联合联苯苄唑凝胶治疗白念珠菌包皮龟头炎疗效观察，皮肤性病诊疗学杂志，2012，（3）：160

🪷 王氏中药熏洗方

苦参 30g　百部 30g　黄柏 20g　栀子 20g　蒲公英 30g　蛇床子 30g　地肤子 30g　白鲜皮 30g　枯矾 30g　冰片 15g

【用法】头煎加水约 500ml，浸泡 20 分钟，武火煮沸后，改小火再煮沸 30 分钟，取液约 200ml；二煎，加水约 400ml，武火煮沸后，改小火再煮沸 30 分钟，取液 200ml；两煎药汁混合后，外洗（温洗），每日 2 次，日 1 剂。

【功效】清热解毒，化浊避秽。

【适应证】**包皮龟头炎（湿热毒邪瘀滞下焦证型）**。症见：龟头包皮处红斑、丘疹、丘疱疹、糜烂，覆白色乳酪样膜，伴剧烈瘙痒，有异味；分泌物镜检可见滴虫或孢子、菌丝等。

【临证加减】湿热毒甚加银花、连翘、龙胆草。

【疗效】40 例患者中，显效 141 例，有效 29 例，好转 10 例，无效 4 例，总有效率为 98%。

【来源】王帅，谢娟. 中药熏洗治疗包皮龟头炎 184 例，贵阳中医学院学报，2009，(2)：49

🪷 王氏中药浸浴方

苦参 30g　黄连 20g　黄柏 20g　川椒 10g　蛇床子 20g　百部 20g　地肤子 20g　大黄 10g　枯矾 10g　冰片 5g　紫草 10g

【用法】浓煎提取药液滴入避孕套贮精囊中，于每天晚上睡觉前套于阴茎上，7 天为 1 疗程。

【功效】清热解毒，化浊避秽。

【适应证】**霉菌性包皮龟头炎（湿热毒邪瘀滞下焦证型）**。症见：龟头包皮处红斑、丘疹、丘疱疹、糜烂，覆白色乳酪样膜，异味较重，并伴瘙痒；分泌物镜检可见滴虫或孢子、菌丝等。

【疗效】26 例患者中，显效 25 例，好转 1 例，总有效率为 100%。

【来源】王勇. 中药浸浴治疗霉菌性龟头炎 26 例，中医外治杂志，1999，(4)：50

🪷 魏氏中药洗方

苦参 30g　生大黄 30g　黄柏 30g　败酱草 30g　蒲公英 30g　蛇床子 30g　地肤子 30g　鱼腥草 30g　枯矾 10g

【用法】头煎加水约 500ml，浸泡 20 分钟，武火煮沸后，改小火再煮沸 30 分钟，取液约 200ml；二煎，加水约 400ml，武火煮沸后，改小火再煮沸 30 分钟，取液 200ml；两煎药汁混合后，外洗（温洗），每日 2 次，日 1 剂。

【功效】清热解毒、化浊避秽。

【适应证】**念珠菌性包皮龟头炎（湿热毒邪瘀滞下焦证型）**。症见：龟头包皮处红斑、丘疹、丘疱疹、糜烂，覆白色乳酪样膜，伴瘙痒；分泌物镜检可见念珠菌。

【疗效】538 例患者中，痊愈 506 例，好转 32 例，总有效率为 100%。

【来源】魏民，赵毅鹏. 中药外洗治疗念珠菌包皮龟头炎. 河南中医药学刊, 2001，
(5)：42

第二节　龟头溃疡

龟头溃疡是指由于外生殖器的感染、外伤、肿瘤及多种性器官皮肤病所引起的以龟头肿痛不适，溃疡，破溃处浸流黄水或伴脓性分泌物为特征的一种疾病。

本病的诊断要点：①突起阴茎头部及包皮高度充血肿胀，局部糜烂、溃疡、渗出，甚则上覆乳白脓苔，自觉灼热刺痛，或臊臭难闻。②多有包茎或包皮过长。③应仔细询问有无不洁性交史或药物过敏史。④严重者伴恶寒发热、排尿困难、腹股沟淋巴结肿大疼痛。

本病属于中医学"阴疮"范畴，病位在下焦、前阴，与肝、肾、脾的关系较密切，可因外伤、感受外邪（风湿热），湿热毒邪内侵肝脉，下注阴器，致使脉络瘀阻，气血不和；或前阴不洁，秽垢久蕴，侵袭阴部，积毒蚀于肌肤；或素体肝肾阴虚，脾胃受损，湿热之邪下注厥阴之经所致。治疗上，若以湿热下注为主，应清热利湿，疏风解毒；若以毒热壅阻为主，应清热解毒，活血化瘀；若以痰瘀互结为主。应化痰散结，理气活血；若以肝肾阴虚为主，应滋阴清热，补益肝肾，兼清余毒；若以正虚邪恋为主，应健脾益气，补肾养肝，佐以化浊祛邪。

🪷 龙胆泻肝汤

龙胆草（酒炒）6g　栀子（酒炒）9g　泽泻 12g　木通 9g　当归（酒炒）3g　柴胡 6g　生甘草 6g　车前子 9g　生地黄（酒炒）9g　黄芩（炒）9g

【用法】水煎服，每日 2 次，日 1 剂。

【功效】清热利湿，泻火解毒。

【适应证】**龟头溃疡（湿热下注型）**。症见：龟头肿痛不适，溃烂，破损处浸流黄水或伴脓性分泌物，个别患者有异味为临床特征。

【临证加减】高热、神昏加服安宫牛黄丸 1 粒，2 次/天；火毒盛加黄连 6g，黄柏 9g，连翘 6g；湿热盛加大黄 3g，滑石 15g，薏苡仁 15g；血虚加当归 6g，熟地黄 12g；津亏口渴者加生地黄 9g，麦冬 12g，北沙参 9g。

【疗效】7 例患者中，痊愈 7 例，总有效率为 100%。

【来源】张道省. 龙胆泻肝汤在男性科应用体会. 中国性科学，2005，(7)：32

梁氏验方

　　苦参 50g　　生黄芪 50g　　生薏苡仁 30g　　生白术 10g　　茯苓皮 10g
白茅根 10g　　龙胆草 10g　　连翘 15g　　当归 10g　　丹皮 10g　　川牛膝 10g
生甘草 6g

【用法】水煎服，每日 2 次，日 1 剂。另予苦参 30g，蛇床子 30g，地肤子 30g，苍耳子 30g，龙胆草 10g，枯矾 6g。水煎后，滤渣，用药液外洗阴部，每日 1 剂。

【功效】清热利湿，祛风止痒，解毒排脓，消肿止痛。

【适应证】**龟头溃疡（湿热下注型）**。症见：龟头肿痛不适，溃烂，破损处浸流黄水或伴脓性分泌物，个别患者有异味为临床特征，舌红、苔薄黄腻、脉弦数。

【临证加减】火毒盛加黄连 6g，黄柏 9g；湿热盛加大黄 3g，滑石 15g；血虚加熟地黄 12g；津亏口渴者加生地黄 9g，麦冬 12g，北沙参 9g。

【来源】梁平根，曾桂兰. 龟头溃疡治验. 江西中医药，2001，(5)：24

第二章
睾丸附睾阴囊疾病

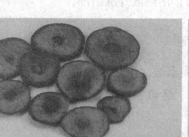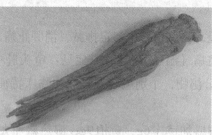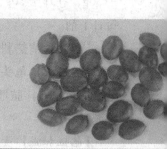

第一节 急性睾丸炎

急性睾丸炎是由各种致病因素引起的睾丸急性炎性病变。临床症状常表现为：多发病急骤，寒战，高热，随后患侧睾丸肿胀疼痛，质地硬，触痛明显。疼痛向腹股沟放射，阴囊皮肤发红，全身酸痛不适，伴恶心、呕吐。炎症重时形成睾丸脓肿，全身症状重。脓肿溃后流出黄稠脓液，略带腥味，溃后易愈。若炎症波及精索时，精索肿硬疼痛。部分患者因炎症所致输精管阻塞或睾丸组织受到破坏，导致继发性不育症。体检可见单侧或双侧睾丸肿胀疼痛，患侧阴囊皮肤红肿，睾丸肿大并明显触痛，伴有附睾炎时二者边界不清，附睾变硬，输精管增粗。

本病的诊断要点是：①青壮年有化脓性细菌感染史，突发单侧或双侧睾丸疼痛，并放射至腹股沟及下腹部，局部红肿，阴囊皮肤灼热并伴有恶寒发热、恶心呕吐等全身症状。②体检时单侧或双侧睾丸、附睾肿胀，质地硬，压痛明显。精索增粗、触痛。成脓时扪之有波动感，溃穿时阴囊先见黄色脓点，继发黄色稠脓，形成外瘘。③血白细胞数增高，尿道分泌物涂片及药敏试验可获得阳性结果，尿常规可检出白细胞或脓球。④放射性核素^{99}锝作睾丸扫描，血流明显增加。

本病属于中医学"子痈"、"外肾痈"的范畴。病位在肾子，发病多与肝肾有关，但也与其他脏腑相关，其发病主要可因饮食不节，湿热内生，外受寒湿，化生湿热及房劳不洁，跌仆外伤等因素所致。常因过食肥甘，脾胃受伤，湿热火毒内生所致；或情志不畅，五志化火，湿热内生，内生湿热之毒，流聚膀胱，行于肝肾，结于肾子久而成痈；或因寒湿之邪，袭于肌表，郁而化热，流结于膀胱，结于肾子，或时毒痄腮余毒未尽，邪毒从胆经传于肝经，壅结于肾子而发；或房事不洁，湿毒内蕴，结而成痈；或睾丸外伤，湿热之邪乘虚下注，湿热、瘀毒相结而成子痈。本病治疗应辨证论治，若为湿热蕴结证，则宜清热利湿，解毒消痈；若为火毒壅盛证，则宜清热解毒，活血透脓；若为脓出毒泄证，则宜益气透脓，清热养阴；若为瘀滞结节证，则宜软坚散结，化瘀止痛。

🌸 消痈汤

黄柏15g　川牛膝15g　皂角刺15g　橘核15g　荔枝核15g　柴胡9g　茯苓9g　厚朴9g　川楝子9g　芒硝9g　山栀12g　地龙12g　桃仁12g　薏苡仁30g　苍术15g

【用法】水煎服，每天2次，每日1剂；另留药汁敷于阴囊，1日3次，每次20分钟。

【功效】疏肝利胆，清热利湿，理气活血。

【适应证】**急性睾丸炎（肝胆湿热下注，气血壅滞型）。** 症见：阴囊内肿痛，疼痛剧烈，舌淡红苔腻，脉弦数，血常规异常，B超示患侧附睾睾丸增大。

【临证加减】睾丸胀痛者，加延胡索、失笑散各15g；发热者，加大青叶20g。

【疗效】51例患者中，治愈42例，有效8例，无效1例，总有效率为82.35%。

【来源】尚飞. 自拟消痈汤治疗急性睾丸炎51例. 浙江中医杂志，2011，（8）：585

🌸 温阳散结汤

制附片30g　干姜30g　白芍20g　甘草20g　桂枝10g　路路通10g　橘核10g　当归10g　大黄8g　细辛5g

【用法】水煎服，每天2次，每日1剂；晚上煎第3遍，以药汤熏洗阴囊。睾丸胀甚者，可用丁字带托敷阴囊，多卧床休息。

【功效】温阳散结，祛瘀止痛。

【适应证】**急性睾丸炎（虚寒致瘀型）。** 症见：阴囊内肿痛，疼痛剧烈，舌淡红苔白腻，脉弦细，血常规异常，B超示患侧附睾睾丸增大。

【临证加减】兼见腰膝酸软，形寒肢冷，阳痿早泄，舌淡苔白，脉沉迟或细弱等肾阳虚证候，加肉桂、菟丝子；兼见胁肋及少腹隐痛呕逆，悒悒不乐，面青苔白，脉沉迟等肝阳虚证候，加乌药、吴茱萸、肉苁蓉；兼见腹部坠胀，阴囊收缩，遇寒甚，得热减，舌润苔白，脉沉弦或迟等寒滞肝脉证候，加乌药、小茴香；兼见阴痒，口苦，小便混浊、胁肋胀痛，苔黄，脉弦数等肝气郁结证候，原方附子、干姜减半，加柴胡、青皮、川楝子、黄柏；若系腮腺炎并发睾丸炎者，原方去桂枝、附子、细辛，加银花、大青叶。

【疗效】68 例患者中，治愈 65 例，显效 3 例，无效 0 例，总有效率为 100%。

【来源】何護志. 温阳散结汤治疗急性睾丸炎 68 例. 中国中医急症，2000，(4)：184－185

龙胆泻肝汤

　　龙胆草 15g　黄芩 15g　栀子（冲服）15g　泽泻 15g　木通 15g
当归 15g　生地 15g　车前子（布包煎）20g　柴胡 10g　甘草 10g

【用法】水煎服，每天 2 次，每日 1 剂。服药期间禁忌烟酒、辛辣食物、性生活。

【功效】清热泻火，理气止痛。

【适应证】**急性睾丸炎（湿热下注，气血壅滞型）**。症见：睾丸或附睾胀痛，恶寒发热，口渴，小便短赤，舌红苔微黄，脉弦数，血常规异常。

【临证加减】睾丸红肿明显、发热者，加生石膏 10～30g，大黄 3～15g，蒲公英 5～20g；睾丸胀痛明显者，加小茴香 5～10g，川楝子 5～15g，延胡索（冲）5～15g，荔枝核（冲）5～20g；小便急痛者，加滑石粉（布包煎）5～30g，金钱草 5～30g，灯心草 3～5g；脾胃虚寒，大便稀溏者，加白豆蔻（冲）5～10g，吴茱萸 3～5g，白术 5～15g，减去当归、生地、栀子，同时减少龙胆草、黄芩剂量。

【疗效】78 例患者中，治愈 51 例，有效 25 例，无效 2 例，总有效率为 97.5%。

【来源】孔庆明. 龙胆泻肝汤治疗睾丸炎 78 例. 实用中医药杂志，2005，(11)：661

水调散

　　黄柏、煅石膏，比例为 5:4，共为细面，过 100 目筛，混合均匀而成

【用法】用时用凉开水调和，涂于细纱布上，厚约 0.2～0.3cm，超出肿胀范围 1.0cm，干则更换，具有清热解毒，消肿散瘀，止痛之功效。同时根

据病情，合理辨证用药，口服汤药，每日1剂，随症加减。

【功效】清热利湿，活血化瘀。

【适应证】**急性附睾睾丸炎（湿热下注，气血瘀滞型）**。症见：睾丸附睾肿痛剧烈，舌质红，苔黄，脉弦数。

【疗效】42例患者中，治愈36例，有效6例，无效0例，总有效率为100%。

【来源】赫锋. 水调散外用急性附睾睾丸炎42例. 辽宁中医杂志，2007，(2)：190

二妙散合橘核丸加减

黄柏12g 苍术12g 橘核10g 荔枝核10g 昆布10g 海藻10g 乌药9g 延胡索9g 川楝子9g 牛膝9g 车前子9g 桃仁9g 柴胡6g 龙胆草6g 芒硝（后冲服）6g

【用法】水煎服，每天2次，每日1剂。

【功效】清热利湿，疏肝理气，化瘀软坚。

【适应证】**急性附睾睾丸炎（湿热下注，气滞血瘀型）**。症见：睾丸肿痛，痛引少腹，发热恶寒，舌红，苔厚黄腻，脉滑数，血常规异常。

【临证加减】湿热重者，倍车前子、龙胆草，加栀子、蒲公英、紫花地丁、黄芩；肝郁火旺者，去昆布、海藻，倍乌药、延胡索、川楝子、车前子、龙胆草、橘核、荔枝核，加黄芩、泽泻；瘀热交结瘀块硬肿者，去车前子、龙胆草、川楝子、乌药，加红花、三棱、莪术，倍橘核、荔枝核、昆布、海藻。

【疗效】30例患者中，治愈20例，显效6例，有效2例，无效2例，总有效率为86.7%。

【来源】杨志辉. 二妙散合橘核丸加减治疗急性附睾睾丸炎. 湖北中医杂志，2001，(2)：7

枸橘汤

枸橘12g 川楝子12g 秦艽15g 陈皮10g 防风15g 泽泻12g 赤芍12g 甘草5g 土茯苓30g 黄柏12g

【用法】水煎服，每天3次，每日1剂。西药：头孢唑啉钠5g，加入5%

葡萄糖注射液 200ml 静脉滴注，1 次/日。

【功效】清热解毒，利湿消肿。

【适应证】**急性睾丸炎（湿热下注型）**。症见：睾丸胀痛，并向左侧腹股沟、下腹部放射，舌红，苔黄，脉数。

【临证加减】全身高热、阴囊亦红肿火燎热者，加龙胆草 12g，山栀 10g，黄芩 12g；湿重者、阴囊水肿明显者，加车前子 10g，木通 12g；睾丸疼痛剧烈者，加橘核 15g，川楝子 10g，延胡索 10g；外伤引起者，加桃仁 10g，赤芍 12g，红花 10g。

【疗效】29 例患者中，显效 28 例，有效 1 例，无效 0 例，总有效率为 100%。

【来源】兰庭彬. 中西医结合治疗急性睾丸炎 29 例. 医学信息（上旬刊），2011，(7)：4722

🪷 龙胆泻肝汤加味

龙胆草 25g　荔枝核 25g　橘核 25g　栀子 20g　黄芩 20g　板蓝根 20g　延胡索 20g　柴胡 15g　生地 15g　车前子 15g　泽泻 15g　当归 15g　甘草 10g　大青叶 30g

【用法】水煎服，每天 3 次，每日 1 剂。西药：阿奇霉素 0.25g，每天 1 次，首次加倍。

【功效】清热解毒消肿，活血通络止痛。

【适应证】**急性睾丸炎（湿热下注，瘀血阻络型）**。症见：阴囊内肿痛，疼痛剧烈，舌淡红苔腻，脉弦数，血常规异常，B 超示患侧附睾睾丸增大。

【疗效】32 例患者中，治愈 25 例，好转 4 例，无效 3 例，总有效率为 90.6%。

【来源】李有田，张二力，许丹. 龙胆泻肝汤加味配合西药治疗急性睾丸炎 32 例. 陕西中医，2010，(1)：64－65

第二节　睾丸鞘膜积液

睾丸鞘膜积液是因腹膜鞘状突闭合反常，多量液体积聚于围绕睾丸的鞘膜腔内而形成的囊肿病变，是男性泌尿生殖系统较常见的疾病之一，临床以单侧性阴囊肿大，逐渐增大，伴阴囊下坠感，以阴囊下垂肿大或子系处有痰包为特征。

睾丸鞘膜积液多见于 20～40 岁，本病的诊断要点是：①阴囊肿大坠胀，疼痛明显。②阴囊内肿物呈囊性，触之柔软无压痛，阴囊透光试验阳性。③X线可明确鞘膜囊壁有无钙化，造影剂摄片检查可发现囊壁是否光滑，附睾、睾丸形态是否正常。B 超有助于诊断阴囊内肿块是囊性还是实性及睾丸、附睾有无病变。

本病属于中医学"水疝"范畴，产生水疝的基本病因。发于婴幼儿者，多由先天不足；老年人，多为命门火衰；发于青年人者，多为脾胃虚弱，脾失健运。有部分青年人水疝是由外伤引起的，多为瘀血阻塞肾络、水道所致。常因肾气虚，则气化不利，三焦气机不畅，水道不通，水湿内停而为病；或因肝脉循少腹，络阴器，肝气失于疏泄，枢机不畅，水道不畅，水道不通，气滞水停，发而为病；或由于外伤或肿瘤积聚等，致使血气瘀滞，经络不通，水液不行，也可形成本病；或寒湿内侵，经络凝滞，水液不行，发为本病。本病中医治疗，若辨证为肾气亏虚证，则宜温肾通阳，化气行水；若辨证为湿热下注证，则宜清湿利热；若辨证为肾虚寒湿证，则宜温肾散寒，化气行水；若辨证为瘀血阻络证，则宜化瘀行气利水。

❀ 天台蓄薏吴茴汤

乌药 10g　萹蓄 15g　薏苡仁 30g　吴茱萸 6g　小茴香 10g　青皮 6g　香附 10g　柴胡 10g　桂枝 5g　炒川楝子 10g　泽泻 10g

【用法】水煎服，每天 2 次，每日 1 剂。

【功效】疏肝散寒，健脾除湿。

【适应证】**慢性睾丸鞘膜积液（寒滞肝脉，脾虚湿聚型）**。症见：阴囊肿大，透光试验（+），面色萎黄，舌淡苔腻，脉迟弦。

【临证加减】合并睾丸炎、附睾炎者，加荔核 15g，橘核 15g，牡蛎 20g。

【疗效】12 例患者中，治愈 12 例，无效 0 例，总有效率为 100%。

【来源】曲志中. 自拟方治疗儿童慢性睾丸鞘膜积液 12 例. 中国乡村医药，2009，(3)：45

新加禹功散

小茴香 10g 黑牵牛子 6g 生槟榔 3g 肉桂 6gg 乌药、车前子、桔核、牛膝、茯苓、猪苓、当归、赤芍、泽泻各 10g

【用法】水煎服，每天 2 次，每日 1 剂。

【功效】温肾健脾，利水散结。

【适应证】**鞘膜积液（脾肾亏虚，水湿凝结型）。**

【疗效】50 例患者中，治愈 46 例，无效 4 例，总有效率为 92%。

【来源】林巩. 新加禹功散治疗鞘膜积液 50 例. 福建中医药，2006，(4)：33

完带汤加味

白术、白芍、橘核、山药各 6g 人参、车前子（包煎）、苍术、甘草、陈皮、柴胡、桂枝各 3g 砂仁（后下）5g

【用法】水煎服，每天 2 次，每日 1 剂。

【功效】健脾益气，升阳除湿。

【适应证】**睾丸鞘膜积液（脾虚失运，水湿下注型）。**症见：睾丸肿胀，触之有波动感，透光试验（+），面色苍白，食欲不振，大便稀薄，舌淡嫩，苔薄白，脉细弱。

【临证加减】兼有食滞纳呆、大便不调者，加神曲、山楂、谷芽、莱菔子等；病程长者，加小茴香 6g。

【疗效】32 例患者中，治愈 26 例，有效 6 例，总有效率为 100%。

【来源】梁将宏. 完带汤加味治疗小儿睾丸鞘膜积液 32 例. 新中医，2001，(10)：54－55

疏风消肿汤

蝉蜕 30g 银花 15g 茯苓 20g 炒白术 15g 泽泻 15g 猪苓 12g

防风 10g　羌活 6g　陈皮 10g　桂枝 5g

【用法】加水 800ml，煎 20 分钟，每剂连煎 3 次，将 3 次所煎之药液混合，趁热用干净毛巾或纱布浸药液外洗和湿热敷患处，每次半小时，每天 3 次，药液冷后可重新加热应用。

【功效】疏风解毒，利水消肿。

【适应证】**睾丸鞘膜积液（风湿凝聚肝经，湿毒下注型）**。症见：阴囊肿大，触之光滑，具有弹性及囊性感，透光试验（＋），舌质淡，苔薄白，脉细滑。

【疗效】30 例患者中，治愈 25 例，显效 3 例，有效 2 例，总有效率为 100%。

【来源】李锦春. 疏风消肿汤外治小儿睾丸鞘膜积液 30 例临床观察. 基层医学论坛，2010，（23）：729－730

🪷 水疝汤

党参、黄芪各 20g　山茱萸、泽泻、巴戟天、茯苓各 10g　青皮、柴胡、小茴香、苏梗、吴茱萸各 6g　白术、淮山药、车前子各 15g　甘草 3g

【用法】水煎服，每天 2 次，每日 1 剂。

【功效】健脾补肾，疏肝散寒利水。

【适应证】**睾丸鞘膜积液（脾虚肝郁，寒湿凝滞型）**。症见：阴囊肿大，透光试验（＋），面色无华，食欲不佳，舌淡，脉弦。

【疗效】70 例患者中，治愈 44 例，有效 21 例，无效 5 例，总有效率为 92.9%。

【来源】周和平. 水疝汤治疗睾丸鞘膜积液 70 例. 四川中医，2004，（10）：46

🪷 大建中汤

川椒 9g　干姜 10g　红参 10g（亦可用党参 30g 代替）　橘核 10g　吴茱萸 5g　小茴香 6g　防己 10g　车前子 15g

【用法】水煎服，每天 2 次，每日 1 剂。

【功效】温阳祛寒，利水消肿。

【适应证】**鞘膜积液（中阳损伤，寒湿下注型）**。症见：阴囊肿大，表面光滑，透光试验（＋），舌淡苔薄白，脉沉细。

【疗效】12 例患者中，治愈 12 例，无效 0 例，总有效率为 100%。

【来源】孙兰荣. 大建中汤鞘膜积液. 河南中医，2001，(3)：9

健脾化痰汤

牡蛎 10g　陈皮、半夏、橘核、荔枝核、白术、茯苓、党参、谷芽、麦芽、车前子、菟丝子、川断、柴胡各 3g　甘草 2g

【用法】水煎服，每天 2 次，每日 1 剂。

【功效】健脾化痰燥湿，疏肝理气。

【适应证】**睾丸鞘膜积液（脾虚肝郁，水湿积聚型）**。症见：阴囊肿大，表面光滑，透光试验（＋），舌淡苔薄白，脉沉细。

【疗效】56 例患者中，治愈 49 例，好转 4 例，无效 3 例，总有效率为 94.64%。

【来源】杜德元. 中药治疗小儿睾丸鞘膜积液 56 例. 辽宁中医杂志，2006，(11)：1474

补脾活血利水汤

党参 20～30g　黄芪 20～30g　白术 8～15g　桃仁 3～10g　泽兰 8～20g　香附 4～9g　青皮 3～6g　吴茱萸 4～12g　小茴香 6～12g　橘核 4～12g　荔枝核 6～10g　泽漆 6～12g　车前子 20～30g　甘草 3～6g

【用法】水煎服，每天 2 次，每日 1 剂。

【功效】补脾益气，活血利水。

【适应证】**睾丸鞘膜积液（脾虚，寒湿积聚型）**。症见：阴囊肿大，表面光滑，透光试验（＋），舌淡苔薄白，脉沉细。

【疗效】30 例患者中，治愈 19 例，好转 9 例，无效 2 例，总有效率为 93.3%。

【来源】廖志香. 补脾活血利水法治疗睾丸鞘膜积液 30 例. 中国中医药信息杂志，2002，(2)：53

🪷 五苓散加味

桂枝 3~6g 苍术 6~10g 白术 6~10g 猪苓 6~10g 茯苓 6~10g 泽泻 6~10g 苏叶 5~10g

【用法】水煎服，每天 2 次，每日 1 剂。并配合公丁香焙干、研末，过 100 目筛取细末，每次 2g，敷脐，胶布固定，每 3 天换药 1 次。

【功效】补脾益气，活血利水。

【适应证】睾丸鞘膜积液（脾虚湿蕴型）。症见：阴囊肿大，表面光滑，透光试验（＋），舌淡苔薄白，脉沉细。

【疗效】全部病例鞘膜积液逐步吸收，肿胀消退，未见复发。

【来源】詹雪梅，胡培德. 五苓散加味治疗小儿睾丸鞘膜积液 7 例. 浙江中医杂志，2000，（35）：6

第三节 附睾炎

附睾炎是指结核杆菌和淋病双球菌，或非特异性细菌引起的局部感染，以附睾局限疼痛与压痛，可放射至腹股沟区及腰部，局部可见肿胀，体温升高，可见膀胱炎、前列腺炎症状为表现的附睾疾病。

本病总的发生率是 1‰，从新生儿到老年人均可发生。在青春期的男性有阴囊肿胀疼痛时，1/3 为附睾炎，1/3 为睾丸扭转，另 1/3 为睾丸附睾附件扭转所致。本病在临床上有急性附睾炎和慢性附睾炎两种，急性附睾炎的诊断要点是：①附睾急剧肿大疼痛，触痛明显，疼痛放射至腹股沟、下腹部；②炎症严重者阴囊红肿，腹股沟处（精索）或下腹压痛；③体温升高，寒战，有时可见尿道黏液样分泌物，有膀胱激惹症状；④血白细胞计数升高，尿常规可见脓球、白细胞，彩超检查睾丸动脉血流回声增强。慢性附睾炎的诊断要点：①阴囊内坠胀不适，隐痛，附睾硬结；②输精管增粗，或因慢性炎症，附睾管腔狭窄，造成不育症。

本病属于中医学"子痈"的范畴，病位在肾子。中医学认为，本病多因外感寒湿，阻塞脉络，肝经气滞；或感受湿热之邪，蕴结下焦，肝失疏泄；或久病不愈，气滞血瘀而发。因疏泄失常，脉络瘀阻，而致附睾结块不散。

本病治疗上，若以寒湿凝滞为主，应温经散寒止痛，补益肝肾；若以湿热下注为主，应清热利湿，解毒消痈；若以气血凝滞为主，治疗应疏肝行气，活血散结。

舒筋活血洗剂

　　红花16g　麻黄13g　透骨草31g　伸筋草16g

【用法】头煎加水约3000ml，浸泡20分钟，武火煮沸后，改小火再煮沸10分钟，待温度在42℃~45℃时坐入盆内轻柔附睾肿块及疼痛部位10~15分钟；二煎，加水约3000ml，武火煮沸后，改小火再煮沸10分钟；待温度在42℃~45℃时坐入盆内轻柔附睾肿块及疼痛部位10~15分钟，每日2次。

【功效】舒筋通络，活血散结。

【适应证】**慢性附睾炎（气滞血瘀型）**。症见：睾丸胀痛不适，可触及硬结，疼痛较甚。

【临证加减】血虚者加当归、鸡血藤；气虚者加黄芪；便秘者加大黄。

【疗效】36例患者中，痊愈25例，显效8例，有效3例，无效0例，总有效率为100%。

【来源】刘廷江，孙福振. 舒筋活血洗剂坐浴治疗慢性附睾炎36例疗效观察. 河北中医，2009，(6)：894.

针灸合用自拟荔核丸

　　荔枝核30g　广橘核30g　瓦楞子30g　昆布30g　海藻30g　川楝子20g　玄参20g　赤芍15g　柴胡10g　夏枯草10g　虎杖10g　三棱10g　小茴香10g

【用法】水煎服，每日2次，日1剂。

刺灸法：中极关元用标准艾炷施灸5壮，余穴刺泻法，每日1次，留针30分钟。

【功效】舒筋通络，化痰散结。

【适应证】**慢性附睾炎（痰瘀互结型）**。症见：睾丸胀痛不适，伴阴囊潮湿。

【临证加减】湿热较著加龙胆草、败酱草各15g；湿热夹瘀加川牛膝、炮穿山甲各10g，湿热兼虚加枸杞子15g，仙茅10g，少腹痛加延胡索10g。针灸处方：中极、关元、三阴交、太冲、蠡沟。

【疗效】32 例患者中，痊愈 22 例，好转 8 例，无效 2 例，总有效率为 93.75%。

【来源】管小虎，常海仓. 针灸合用自拟荔核丸治疗慢性附睾炎 32 例. 陕西中医，2007，(9)：1226

🪷 三橘荔核汤

橘核 15g　荔枝核 15g　橘络 10g　橘皮 10g　桃仁 10g　红花 10g　柴胡 10g　延胡索 15g　芍药 10g　穿山甲 10g　干地龙 10g　红藤 15g　白花蛇舌草 15g

【用法】水煎服，每日 2 次，日 1 剂。

【功效】行气散结，止痛。

【适应证】**慢性附睾炎（痰瘀互结型）**。症见：轻者，局部疼痛，但阴囊皮肤红肿不明显，中度局部疼痛剧烈，阴囊皮肤红肿比较明显，重度者疼痛十分剧烈，阴囊肿大，皮肤红肿，睾丸与附睾界限不清，并伴寒战、发热。

【临证加减】湿热较著加龙胆草、败酱草各 25g；湿热夹瘀加川牛膝 10g；湿热兼虚加枸杞子、仙茅；少腹痛加延胡索、三七粉。

【疗效】45 例患者中，痊愈 15 例，显效 14 例，好转 12 例，无效 4 例，总有效率为 91.1%。

【来源】袁轶峰，辛卫平. 三橘荔核汤治疗慢性附睾炎 45 例临床观察. 中医药导报，2011，(3)：34

🪷 知柏地黄汤加减

知母 10g　黄柏 10g　生地 12g　丹皮 10g　茯苓 12g　赤芍 15g　白芍 10g　地骨皮 10g　银柴胡 12g　川贝 6g　鳖甲 10g　蚤休 12g　夏枯草 10g

【用法】水煎服，每日 2 次，日 1 剂。

【功效】滋阴清火，散结止痛。

【适应证】**急性附睾炎（肝肾阴虚，痰瘀互结型）**。症见：轻者，局部疼痛，但阴囊皮肤红肿不明显，中度局部疼痛剧烈，阴囊皮肤红肿比较明显，重度者疼痛十分剧烈，阴囊肿大，皮肤红肿，睾丸与附睾界限不清，并伴寒战、发热。

【临证加减】湿热较著加龙胆草、败酱草各 15g；湿热夹瘀加川牛膝、炮穿山甲各 10g；湿热兼虚加枸杞子 15g，仙茅 10g；少腹痛加延胡索 10g。

【疗效】40 例患者中，痊愈 21 例，显效 12 例，有效 3 例，无效 4 例，总有效率为 90%。

【来源】谭宏波. 中西医结合治疗急性附睾炎合并结核 40 例. 湖南中医杂志，2009，（1）：64

桂枝茯苓汤加味

桂枝 10g　茯苓 12g　赤芍 15g　丹皮 12g　桃仁 10g　荔枝核 10g
当归 15g　乌药 10g　夏枯草 15g

【用法】水煎服，每日 2 次，日 1 剂。

【功效】活血祛瘀，消肿散结，行气止痛。

【适应证】**急性附睾炎（湿热下注、气滞痰凝型）**。症见：轻者，局部疼痛，但阴囊皮肤红肿不明显，中度局部疼痛剧烈，阴囊皮肤红肿比较明显，重度者疼痛十分剧烈，阴囊肿大，皮肤红肿，睾丸与附睾界限不清，并伴寒战、发热。中医湿热证：尿频，尿急，茎中热痛，尿液黄赤，血淋，白浊。阴囊红肿热痛，囊中积液。苔黄腻，脉滑数；气滞痰凝证：小腹会阴胀痛，阴囊皮肤红肿，附睾肿大，触痛明显。苔黄腻，脉滑数。

【临证加减】如有发热、尿频、尿急、尿痛及化验血常规白细胞升高者，去桂枝、乌药，加蒲公英、连翘、马齿苋、土茯苓、黄柏；如有小腹疼痛、怕冷加小茴香、附子；肿块质硬加三棱、莪术。

【疗效】100 例患者中，痊愈 68 例，显效 29 例，有效 3 例，无效 0 例，总有效率为 91.1%。

【来源】王晓威，徐计秀. 桂枝茯苓汤加味合用抗生素治疗急性附睾炎 100 例疗效观察. 临床医药实践，2010，（10）：787

地龙蒲黄散

地龙 30g　生蒲黄 20g　延胡索 20g　川芎 10g

【用法】诸药共为细末，取 30g 加米醋适量调匀，以不稀为度，置于纱布上，持续敷贴于附睾处，若局部出现灼热着，则间断 4~6 个小时候继敷。2 天换药一次。

【功效】活血散结止痛。

【适应证】**慢性附睾炎（痰瘀凝滞型）**。症见：睾丸处可触及硬结，睾丸隐性疼痛，苔黄腻，脉滑数。

【临证加减】有肾阳虚寒者加小茴香、炮附子各 10g；下焦湿热者加大黄、黄柏各 10g。

【疗效】63 例患者中，痊愈 55 例，有效 5 例，无效 3 例，总有效率为 93.7%。

【来源】王绪红. 地龙蒲黄散外敷治疗慢性附睾炎 63 例. 陕西中医，2005，(9)：932

❁ 樊氏验方

生大黄 20g　黄柏 20g　姜黄 25g　白芷 15g　青黛 20g　甘草 10g

【用法】水煎服，每日 2 次，日 1 剂。

【功效】清肝胆湿热，凉血解毒，活血化瘀，消肿止痛。

【适应证】**急性附睾炎（湿热蕴结、热毒炽盛型）**。症见：突发阴囊内肿痛，疼痛剧烈，立位时加重，可放射至腹股沟、下腹部甚至腰部，附睾非常敏感，局部迅速肿大，可伴寒战、发热及膀胱刺激症状，患者阴囊皮肤红肿，附睾肿大，压痛明显，有时伴鞘膜积液，重者精索增粗有压痛。苔黄腻，脉滑数。

【临证加减】疼痛剧烈加地龙 15g；阴囊红肿较重者可以加蒲公英、红藤各 15g。

【疗效】20 例患者中，痊愈 38 例，有效 8 例，无效 0 例，治愈率为 82.6%。

【来源】樊玲丽. 青敷膏外敷治疗急性附睾炎的疗效观察及护理. 甘肃中医，2011，(2)：55

❁ 附睾汤

虎杖 15g　草薢 12g　夏枯草 15g　乳香 10g　没药 10g　川芎 10g

　　白芍 10g　　桃仁 15g　　当归 12g　　昆布 10g　　海藻 8g

【用法】水煎服，每日 2 次，日 1 剂。

【功效】凉血活血，散结止痛。

【适应证】**急性附睾炎（热毒炽盛型）**。症见：突发阴囊内肿痛，疼痛剧烈，立位时加重，可放射至腹股沟、下腹部甚至腰部，附睾非常敏感，局部迅速肿大，可伴寒战、发热及膀胱刺激症状，患者阴囊皮肤红肿，附睾肿大，压痛明显，有时伴鞘膜积液，重者精索增粗有压痛。苔黄腻，脉滑数。

【临证加减】疼痛剧烈加制乳香、制没药各 15g；阴囊红肿较重者可以加蒲公英、败酱草、红藤各 15g。

【疗效】20 例患者中，痊愈 18 例，无效 2 例，治愈率为 90%。

【来源】路艺，苏东旭. 附睾汤治疗急性附睾炎后期疗效观察. 河北医药，2005，(9)：661

🪷 加味橘核汤

　　橘核 15g　　荔枝核 15g　　川芎 10g　　赤芍 10g　　车前子 10g　　当归 10g　　桃仁 10g　　干地龙 10g　　小茴香 10g　　生黄芪 30g　　生牡蛎 30g　　肉桂 6g

【用法】水煎服，每日 2 次，日 1 剂。

【功效】活血通络，散结止痛。

【适应证】**慢性附睾炎（痰湿瘀阻型）**。症见：阴囊内肿痛，疼痛剧烈，立位时加重，可放射至腹股沟、下腹部甚至腰部，附睾非常敏感，局部可有肿大，可伴寒战、发热及膀胱刺激症状，患者阴囊皮肤红肿，附睾肿大，压痛明显，有时伴鞘膜积液，重者精索增粗有压痛。苔黄腻，脉滑数。

【临证加减】下坠明显加党参、柴胡；胀痛明显加延胡索；疼痛明显加三棱、制没药；寒湿盛加乌药。

【疗效】48 例患者中，痊愈 8 例，显效 15 例，好转 21 例，无效 4 例，总有效率为 91.67%。

【来源】黄健，杨秀珍. 加味橘核汤治疗慢性附睾炎 48 例. 四川中医，2006，(12)：67

🪷 金黄膏

天花粉25g　黄柏40g　生大黄120g　姜黄120g　白芷25g　厚朴20g　陈皮60g　苍术10g　胆南星30g　甘草20g

【用法】将上述诸药研为细末，用蜂蜜调制，每次取10~15g，适当加热后均匀涂于纱布之上，涂药厚度为0.3cm；涂药范围以能包裹阴囊为宜，每日换2次，每次换药前均需用温水清洗阴囊及会阴部。

【功效】行气散结，活血化瘀，消肿止痛。

【适应证】**慢性附睾炎（痰瘀阻络型）**。症见：阴囊内肿痛，疼痛剧烈，立位时加重，可放射至腹股沟、下腹部甚至腰部，附睾非常敏感，局部可见肿大，可伴寒战、发热及膀胱刺激症状，患者阴囊皮肤红肿，附睾肿大，压痛明显，有时伴鞘膜积液，重者精索增粗有压痛。苔黄腻，脉滑数。

【临证加减】下坠明显加党参、升麻；胀痛明显加延胡索；疼痛明显加三棱、莪术；寒湿盛加乌药。

【疗效】20例患者中，痊愈17例，有效3例，无效0例，总有效率为100%。

【来源】潘志伟，王小龙. 金黄膏治疗慢性附睾炎20例. 中国中医药现代远程教育，2011，（9）：50

🪷 散结败毒饮

当归10g　橘核10g　川芎15g　青皮10g　川楝子10g　连翘15g　蒲公英20g　夏枯草10g　川牛膝15g　白芥子15g　猫爪草15g　茯苓15g

【用法】水煎服，每日2次，日1剂。

【功效】活血通络，散结止痛。

【适应证】**慢性附睾炎（痰湿瘀阻型）**。症见：有急性附睾炎或慢性前列腺炎、精囊炎等病史；阴囊疼痛或坠胀感、疼痛可放射至腹股沟部及同侧大腿内部；体检时，附睾局限性增厚及肿大，可有轻微触痛，与睾丸有清楚分界线，精索和输精管可增粗。苔黄腻，脉滑数。

【临证加减】胀痛明显，加延胡索15g，炮穿山甲10g（研末兑服）；疼痛明显，加三棱、莪术、制没药；寒湿凝滞，外阴湿冷明显，加制附片10g，麻黄 6g，苍术 6g；脾虚便溏，不思饮食，加炒山楂 20g，炒白术 15g，神曲 10g；水湿停滞，囊内积液，加生薏苡仁 30g，猪苓 15g，桂枝 10g；阴虚盗汗，舌红苔少，加煅牡蛎 30g，玄参 15g，浙贝母 15g。

【疗效】52 例患者中，痊愈 39 例，好转 10 例，无效 3 例，总有效率为 94.23%。

【来源】周文忠，温建余. 散结败毒饮治疗慢性附睾炎. 广西中医药，2009，(4)：23

🪷 仙方活命饮

　　金银花 5g　　当归尾 10g　　赤芍 10g　　乳香 10g　　没药 10g　　橘皮 10g　白芷 10g　　防风 15g　　穿山甲 20g　　皂刺 10g　　花粉 10g　　贝母 12g　甘草 8g

【用法】水煎服，每日 2 次，日 1 剂。

【功效】活血通络，散结止痛。

【适应证】**慢性附睾炎（痰湿瘀阻型）**。症见：有急性附睾炎或慢性前列腺炎、精囊炎等病史；阴囊疼痛或坠胀感、疼痛可放射至腹股沟部及同侧大腿内部；体检时，附睾局限性增厚及肿大，可有轻微触痛，与睾丸有清楚分界线，精索和输精管可增粗。苔黄腻，脉滑数。

【临证加减】下坠明显加党参、柴胡；胀痛明显加川楝子；疼痛明显加三棱、莪术；寒湿盛加乌药。

【疗效】37 例患者中，治愈 20 例，显效 8 例，有效 3 例，无效 6 例，总有效率为 83.8%。

【来源】韩春，陈佐龙. 仙方活命饮加味治疗慢性附睾炎. 中医药学报，2009，(6)：101

🪷 小柴胡汤加减

　　柴胡 16g　　连翘 16g　　泽泻 16g　　木通 16g　　川牛膝 16g　　黄芪 16g　党参 16g　　法半夏 12g　　金银花 25g　　甘草 10g　　石韦 20g

【用法】水煎服，每日 2 次，日 1 剂。配合外洗方威灵仙 20g（鲜药 50g）加水 800ml，浓煎半小时，待温，浴洗阴囊，每日 5~6 次。

【功效】活血通络，散结止痛。

【适应证】**附睾炎（痰湿瘀阻型）**。症见：有急性附睾炎或慢性前列腺炎、精囊炎等病史；阴囊疼痛或坠胀感、疼痛可放射至腹股沟部及同侧大腿内部；体检时，附睾局限性增厚及肿大，可有轻微触痛、与睾丸有清楚分界线、精索和输精管可增粗。苔黄腻，脉滑数。

【临证加减】下坠明显加升麻；胀痛明显加延胡索、川楝子；疼痛明显加莪术、制没药；寒湿盛加乌药。

【疗效】经治4天痊愈。1年后随访，未见复发。

【来源】徐敏华. 小柴胡汤加减治疗附睾炎体会. 浙江中医杂志，2012，(4)：309

枸橘汤加味

枸橘李10g　荔枝核10g　青皮10g　陈皮10g　秦艽10g　防风10g　甘草6g　小茴香6g　台乌药6g　川楝子10g　泽泻10g　赤芍10g　白芍10g　海藻15g　昆布15g　大贝母15g

【用法】水煎服，每日2次，日1剂。

【功效】活血通络，散结止痛。

【适应证】**慢性附睾炎（痰湿瘀阻型）**。症见：有急性附睾炎或慢性前列腺炎、精囊炎等病史；阴囊疼痛或坠胀感、疼痛可放射至腹股沟部及同侧大腿内部；体检时，附睾局限性增厚及肿大，可有轻微触痛、与睾丸有清楚分界线、精索和输精管可增粗。苔黄腻，脉滑数。

【临证加减】湿热毒甚加银花、连翘、龙胆草、生山栀等；瘀滞甚者加炮穿山甲、三棱、夏枯草、生牡蛎。

【疗效】36例患者中，显效19例，有效14例，无效3例，总有效率为91.67%。

【来源】王国华. 中西医结合治疗附睾炎36例. 江苏中医药，2012，(9)：44-45

龙胆泻肝汤

龙胆草12g　栀子15g　黄芩12g　柴胡12g　生地12g　车前子15g　甘草6g　泽泻15g　木通12g　当归12g

【用法】水煎服，每日2次，日1剂。

【功效】清热利湿，解毒消肿。

【适应证】**急性附睾炎（痰湿瘀阻，热毒炽盛型）**。症见：有急性附睾炎或慢性前列腺炎、精囊炎等病史；阴囊疼痛或坠胀感、疼痛可放射至腹股沟部及同侧大腿内部；体检时，附睾局限性增厚及肿大，可有轻微触痛、与睾丸有清楚分界线、精索和输精管可增粗。苔黄腻，脉滑数。

【临证加减】全身高热，阴囊红肿者加银花 15g，连翘 10g，蒲公英 15g；附睾疼痛剧烈者加橘核 10g，延胡索 10g。

【疗效】54 例患者中，治愈 38 例，好转 13 例，无效 3 例，总有效率为 94.4%。

【来源】李山山，潘明开. 中西医结合治疗急性附睾炎 54 例小结，2006，（6）：29、40

❀ 三七龙胆汤

三七 10g（冲服）　龙胆草 10g　橘核 10g　荔枝核 20g　通草 10g
茯苓 10g　黄芪 20g　桔梗 10g　芦根 10g　蒲公英 10g　鱼腥草 10g

【用法】水煎服，每日 2 次，日 1 剂。

【功效】活血通络，散结止痛。

【适应证】**急性附睾炎（痰湿瘀阻型）**。症见：有急性附睾炎或慢性前列腺炎、精囊炎等病史；阴囊疼痛或坠胀感、疼痛可放射至腹股沟部及同侧大腿内部；体检时，附睾局限性增厚及肿大，可有轻微触痛、与睾丸有清楚分界线、精索和输精管可增粗。苔黄腻，脉滑数。

【临证加减】湿热毒甚加银花、生山栀等；以瘀滞为著者加用三棱、莪术、夏枯草。

【疗效】56 例患者中，痊愈 29 例，显效 12 例，有效 14 例，无效 1 例，总有效率为 98%。

【来源】李德干. 中西医结合治疗急性附睾炎疗效观察. 现代中西医结合杂志，2010，（30）：3267

❀ 活血散结汤

柴胡 10g　橘核 12g　川楝子 10g　虎杖 12g　乳香 10g　没药 10g

归尾 6g 红花 10g 三棱 10g 莪术 10g 川芎 10g 白芍 10g 桃仁 10g

【用法】水煎服，每天 2 次，每日 1 剂。

【功效】清利湿热，活血化瘀，散结止痛。

【适应证】**慢性附睾炎（肝经瘀滞兼有湿热型）**。症见：右侧睾丸疼痛，肿胀，右侧附睾肿大，质硬，有结节，舌质紫暗，苔黄腻，脉涩。

【临证加减】湿热重者加滑石 20g，金银花 15g，蒲公英 15g；肾阴不足者加熟地 15g，石斛 10g；肾气虚弱者加人参 15g，山药 12g。

【疗效】治疗 60 例，治愈 25 例，好转 30 例，无效 5 例，总有效率 90.2%。

【来源】李敏，段晓刚. 自拟活血散结汤治疗慢性附睾炎 60 例. 陕西中医学院学报，2009，（32）：38

🌸 柴氏验方

柴胡 5g 荔枝核 30g 丹参 30g 红藤 30g 蒲公英 30g 橘核 20g 赤芍 12g 当归 10g 川牛膝 10g 延胡索 10g 浙贝 10g 甘草 6g

【用法】水煎服，每天 2 次，每日 1 剂。

【功效】疏肝解郁，活血化瘀，散结止痛。

【适应证】**慢性附睾炎（肝经瘀滞兼有湿热型）**。症见：右侧睾丸疼痛，肿胀，右侧附睾肿大，质硬，有结节，舌质紫暗，苔黄腻，脉涩。

【临证加减】湿热重者加滑石 20g，金银花 15g；肾阴不足者加石斛 10g；肾气虚弱者加山药 12g，枸杞 10g。

【疗效】治疗 70 例，14 天为 1 个疗程，疗程最长的为 13 个疗程，总有效率 100%。

【来源】柴科远. 自拟方巧治慢性附睾炎. 浙江中医杂志，2011，（1）：25

🌸 消核方

煅牡蛎 30g 贝母 20g 柴胡 15g 皂角 15g 丹皮 15g 川楝子 10g 苦参 10g 莲心 10g 白芍 10g 延胡索 10g 荔枝核 10g 炮穿山甲 10g 昆布 10g 海藻 10g 紫苏子 10g

【用法】水煎服，每天 2 次，每日 1 剂。

【功效】活血化瘀，散结止痛。

【适应证】**慢性附睾炎（肝经瘀滞型）**。症见：右侧睾丸疼痛，肿胀，右侧附睾肿大，质硬，有结节，舌质紫暗，苔黄腻，脉涩。

【临证加减】湿热重者加龙胆草 10g，黄柏 10g，车前子 15g（包煎）；阴囊湿冷、小腹掣痛者加吴茱萸 10g，乌药 10g，肉桂 5g，小茴香 15g；疼痛剧烈者，加三棱 10g，莪术 10g；乏力气短者，加黄芪 30g，党参 20g。

【疗效】治疗 20 例，治愈 10 例，显效 5 例，有效 2 例，无效 3 例，总有效率 85%。

【来源】唐汉庆. 中药消核方治疗慢性附睾炎 20 例. 江西中医药，2009，(6)：38

第四节　附睾结核

　　附睾结核是由结核杆菌感染附睾的慢性炎症及由此产生的一系列症状，其临床特征是附睾出现缓慢的无痛性肿块，久则溃破成瘘。

　　附睾结核是临床上最明显的男性生殖系结核病，但从病理检查结果上看，最常发生结核的部位是前列腺，其次是精囊。但是由于后两者患病的位置隐蔽，早期诊断比较困难。有人曾统计 105 例男性生殖系结核病人的病理结果，表明附睾 48.5% 有病变。本病的诊断要点：①起病缓慢，偶有化脓性附睾炎样急性发作史。②初起仅感坠胀不适，附睾尾（或头部）可扪及硬节，与睾丸界线清楚。③逾月经年，附睾逐渐肿大与睾丸界限不清，继而形成寒性脓肿，溃穿成漏。脓液稀薄如痰，久久不能收口，或虽收口，不久又即复发。④附睾可与阴囊皮肤粘连，输精管可有串珠状改变或变硬、增粗。⑤结核菌素试验阳性有助于确诊。

　　本病属于中医学"子痰"的范畴，中医学认为，本病总由痰湿为患，发病阶段不同，表现为不同的证候，病位在肾子。初期多为肝肾不足，阳虚痰凝，全身症状多不明显；中期化脓，则表现为阴虚有热；后期往往兼有气血不足。常由于素体肝肾不足，脉络空虚，浊痰乘虚下注，侵袭肝肾经脉，结聚于肾子；或由于素体阴虚，虚火内生而上炎，灼津为痰，阻于经络，痰热互结，流于肾子；或忧郁素体阳虚，不能化水，痰湿内生，流痰循经，结为痰核，留于肾子；久病气血两虚，痰液结聚，痰浊由阴转阳，化热，热盛肉腐为脓或漏，而致此病。治疗上，若以痰湿凝结为主，应温经通络，散结化瘀；若以阴虚火旺为主，应滋阴清热，透脓散结；若气虚痰湿为主，应补肾益气，化痰除湿。

🌸 知柏地黄汤加减

知母 10g　黄柏 10g　生地 12g　丹皮 10g　茯苓 12g　赤芍 15g
白芍 10g　地骨皮 10g　银柴胡 12g　川贝 6g　蚤休 12g　夏枯草 10g

【用法】水煎服，每日 2 次，日 1 剂。并加用异烟肼，每次 0.3g，顿服；利福平胶囊每次 0.3g，顿服；乙胺丁醇，每次 0.3g，顿服。同时配以头孢曲松钠 2g 滴注，每天 2 次；氧氟沙星 200ml 静脉滴注，每天 1 次。

【功效】滋阴清热，解毒杀虫。

【适应证】**附睾结核（肝肾阴虚型）**。症见：睾丸、附睾肿胀、疼痛，并向会阴部、腰部放射。患者既往多有泌尿生殖系统感染史或结核病史，且附睾触诊呈硬结状改变，输精管增粗或有串珠样结节。苔黄腻，脉滑数。

【临证加减】湿热毒甚加银花、生山栀等；以瘀滞为著者加用炮穿山甲、夏枯草。

【疗效】40 例患者中，临床治愈 21 例，显效 12 例，有效 3 例，无效 4 例，总有效率为 90.0%。

【来源】谭宏波. 中西医结合治疗急性附睾炎合并结核 40 例. 湖南中医杂志，2009，（1）：64

第五节　阴囊坏疽

阴囊坏疽是一种较少见的肛周、外生殖器及会阴部坏死性筋膜炎症，本病起病急，进展快，死亡率高。

本病在临床上分为原发性和继发性两种。继发性坏疽可因尿道周围炎、尿外渗、尿道狭窄、阴囊外伤或高温和化学性损伤、糖尿病、全身衰竭等情况，引起阴囊感染，继续发展形成局部缺血造成坏死。继发性阴囊坏疽已极少见，本病以阴囊迅速腐溃为特点，甚者可致整个阴囊及皮肉腐脱，睾丸外露。本病的诊断要点是：①可发于任何年龄。②健康人突发阴囊疼痛，皮肤红肿发亮,继而出现潮湿,并变为紫黑色及坏死。③触痛明显,触之有捻发感。④血常规,创面细菌培养及彩超可有助于诊断。

本病属于中医学"脱囊"、"囊发"的范畴,中医认为本病多由于卫生条件差,或不讲究个人卫生,少洗澡;或随处坐卧湿地,皮肤不洁;或阴囊湿疹,搔抓之后,感染湿毒,湿热火毒下注厥阴之经而成。老年人常因肝肾不足,毒邪最易乘机侵袭,湿毒、火毒之邪下注厥阴肝经,壅阻阴囊,气血凝滞,热盛肉腐而成。本病在治疗上若辨证为湿热下注,则宜清热利湿,解毒消肿;若为气血两燔,则宜解毒凉营;若为气阴两虚,则宜益气养阴,清解余毒。

龙胆泻肝汤

　　　　龙胆草6g　栀子9g　泽泻9g　木通6g　当归6g　柴胡6g　黄芩9g　甘草6g　车前子6g

【用法】水煎服,每日2次,日1剂。

【功效】清热利湿,泻火解毒。

【适应证】**阴囊坏疽(湿热下注型)**。症见:阴囊溃疡,疼痛,甚者睾丸外露。

【临证加减】高热、神昏加服安宫牛黄丸1粒,2次/天;火毒盛加黄连6g,黄柏9g,连翘6g;湿热盛加大黄3g,滑石15g,薏苡仁15g;血虚加当归6g,熟地黄12g;津亏口渴者加生地黄9g,麦冬12g,北沙参9g。

【疗效】50例患者中,痊愈38例,有效8例,无效4例,总有效率为92.00%。

【来源】朱太平,朱彦昭.中西医结合治疗阴囊坏疽50例疗效观察.中国中医药信息杂志,2010.(1):72

人参养荣汤合六味地黄汤

　　　　党参15g　当归10g　生黄芪20g　白芍10g　生地黄15g　丹皮10g　天花粉15g　银花15g　生甘草5g

【用法】水煎服,每日2次,日1剂。

【功效】清热利湿,泻火解毒。

【适应证】**阴囊坏疽（湿热下注型）**。症见：阴囊溃疡，疼痛，甚者睾丸外露。

【来源】刘建国. 中西医结合治疗阴囊坏疽 4 例. 广西中医药，2008.（6）：40

第六节　阴囊湿疹

阴囊湿疹是阴囊部皮肤以阴囊肿胀、潮红、轻度糜烂、流滋、结痂日久皮肤增厚，皮色发亮，色素变深，伴剧烈瘙痒为特征的一种皮肤病。其临床特点是具有对称分布，多形损害，剧烈瘙痒，倾向湿润，反复发作，易成慢性。

本病局限于阴囊皮肤，有时可延至肛周，甚至阴茎部。常对称发生，涉及整个阴囊，患处奇痒，病程持久，反复发作，屡治不愈。有潮湿型和干燥型两种，前者表现为整个阴囊肿胀、潮红、轻度糜烂、流滋、结痂日久皮肤增厚，皮色发亮，色素变深；后者潮红，肿胀不如前者，皮肤浸润变厚，呈灰色，上覆鳞屑，且有裂隙，因经常搔抓则有不规则色素消失小片，瘙痒剧烈，夜间更甚，常影响睡眠和工作，本病可在核黄素缺乏的基础上发生，也可合并念珠菌感染。本病的诊断要点是：①阴囊奇痒、渗出、结痂、肥厚。②病变局限于阴囊皮肤，多对称分布。③可反复发作，经年不愈。

中医本病称为"绣球风"、"肾囊风"的范畴，常由禀赋不足，饮食不节，嗜酒或过食辛辣刺激荤腥动风之品，伤及脾胃，脾失健运，湿热内生，又兼外受风邪，内外两邪相搏，风湿热邪浸淫肌肤所致。急性者以湿热为主；亚急性者多与脾虚湿恋有关；慢性者则多病久耗伤阴血，血虚生风生燥，乃致肌肤甲错而成。本病治疗需要辨证论治，若为湿热证，宜清热利湿；若为血热证，宜凉血清热利湿；若为湿阻证，宜健胃除湿；若为血虚风燥证，宜养血祛风，清热利湿。

🪷 湿疹洗剂

土茯苓 40g　苦参 30g　苍术 30g　蛇床子 30g　地肤子 30g　花椒 30g　紫草 20g　艾叶 20g

【用法】每剂加水 2500ml，浸泡 30 分钟，然后大火煮沸，改小火煮 30 分钟，先熏后洗及坐浴，每晚 1 次均 4 分钟，15 天为 1 个疗程，一般 1 天用 1 剂。

【功效】清热解毒，燥湿止痒。

【适应证】**阴囊湿疹（湿热蕴结型）**。症见：阴囊肿胀、潮红、轻度糜烂、流滋、结痂日久皮肤增厚，皮色发亮，色素变深，伴剧烈瘙痒。

【临证加减】渗出明显者加明矾 30g；伴有感染者加蒲公英 40g，白花蛇舌草 30g。

【疗效】治疗 108 例患者中，痊愈 27 例，显效 46 例，有效 32 例，无效 3 例，总有效率为 96.3%。

【来源】郑敏. 自拟湿疹洗剂治疗肛周、阴囊湿疹 108 例观察. 中国麻风皮肤病杂志，2007，（3）：201

苦参洗剂

黄柏 30g　苦参 30g　野菊花 30g　防风 15g　地肤子 30g　生百部 30g　石菖蒲 30g　生地榆 30g　徐长卿 30g

【用法】每剂加水 2500ml，浸泡 30 分钟，然后大火煮沸，改小火煮 30 分钟，煎至 2000ml，将药汁倒入清洁盆内，先熏后洗及坐浴 20 分钟左右。

【功效】清热解毒，燥湿止痒。

【适应证】**阴囊湿疹（湿热蕴结型）**。症见：阴囊肿胀、潮红、轻度糜烂、流滋、结痂日久皮肤增厚，皮色发亮，色素变深，伴剧烈瘙痒。

【疗效】治疗 146 例患者中，显效（7 天内皮疹、瘙痒消失）104 例，有效（皮疹明显减少，瘙痒明显减轻）42 例，无效（皮疹、瘙痒症状无变化）0 例，总有效率为 100%。

【来源】孙跃. 自拟苦参洗剂治疗湿疹 146 例. 中医外治杂志，2001，（3）：25

沈氏中药熏洗方 I

土茯苓 30g　苦参 10g　白术 10g　黄柏 10g　荆芥 10g　防风 10g　蝉蜕 10g　牛膝 10g　车前子 10g　地肤皮 10g　白鲜皮 10g　陈皮 10g

【用法】头煎加水约 500ml，浸泡 20 分钟，武火煮沸后，改小火再煮沸

30分钟，取液约200ml；二煎，加水约400ml，武火煮沸后，改小火再煮沸30分钟，取液200ml；两煎药汁混合后，外洗（温洗），每日2次，日1剂。水煎服，每日2次，日1剂。

【功效】清热燥湿，疏风止痒。

【适应证】**阴囊湿疹（湿热蕴结型）**。症见：阴囊肿胀、潮红、轻度糜烂、流滋、结痂日久皮肤增厚，皮色发亮，色素变深，伴剧烈瘙痒。

【来源】沈书成. 中药治阴囊湿疹. 农村新技术，2004，(8)：47

🪷 沈氏中药熏洗方Ⅱ

生地15g　当归15g　薏苡仁15g　白芍10g　川芎10g　萆薢10g　黄柏10g　赤茯苓10g　丹皮10g　泽泻10g　滑石10g　通草10g

【用法】头煎加水约500ml，浸泡20分钟，武火煮沸后，改小火再煮沸30分钟，取液约200ml；二煎，加水约400ml，武火煮沸后，改小火再煮沸30分钟，取液200ml；两煎药汁混合后，外洗（温洗），每日2次，日1剂。

【功效】养血润燥，疏风止痒。

【适应证】**阴囊湿疹（血虚干燥型）**。症见：病程较长，反复发作，阴囊皮肤增厚粗糙，颜色暗红发黑，瘙痒难忍。

【来源】沈书成. 中药治阴囊湿疹. 农村新技术，2004，(8)：47

🪷 沈氏中药熏洗方Ⅲ

杏仁20g　鲜蒲公英60g　野菊花15g　苦参15g　大黄10g　黄柏10g　黄芩10g

【用法】头煎加水约500ml，浸泡20分钟，武火煮沸后，改小火再煮沸30分钟，取液约200ml；二煎，加水约400ml，武火煮沸后，改小火再煮沸30分钟，取液200ml；两煎药汁混合后，外洗（温洗），每日2次，日1剂。温洗后，用青黛散（青黛60g，黄柏60g，煅石膏120g，滑石120g共研细末）干扑患处。

【功效】清热燥湿，疏风止痒。

【适应证】**阴囊湿疹（湿热蕴结证型）**。症见：阴囊肿胀、潮红、轻度糜烂、流滋、结痂日久皮肤增厚，皮色发亮，色素变深，伴剧烈瘙痒。

【来源】沈书成. 中药治阴囊湿疹. 农村新技术，2004，（8）：47

❀ 龙胆泻肝汤

　　龙胆草10g　黄芩10g　山栀子10g　赤芍10g　柴胡10g　泽泻10g　木通10g　甘草10g　车前子15g　地肤子15g　苦参15g

【用法】水煎服，每日2次，日1剂。并同时给予中药洗剂（苦参、黄柏、白鲜皮各30g；地肤子20g，龙胆草15g，紫草15g，冰片5g）每日1剂，水煎取汁2L，分早晚熏洗，每次20~30分钟。

【功效】清热利湿，疏风止痒。

【适应证】**急性阴囊湿疹（湿热蕴结型）**。症见：阴囊肿胀、潮红、轻度糜烂、流滋、结痂日久皮肤增厚，皮色发亮，色素变深，伴剧烈瘙痒。

【疗效】治疗37例患者，痊愈1例，显效13例，有效10例，无效4例，总有效率为89.19%。

【来源】崔关花，朱竹焕. 中药治疗阴囊湿疹37例临床观察. 云南中医中药杂志，2009，（12）：31

❀ 荆防四物汤

　　生地10g　当归10g　川芎10g　荆芥10g　防风10g　丹皮10g　白鲜皮20g　甘草10g　刺蒺藜20g　地肤子20g

【用法】水煎服，每日2次，日1剂。并同时给予中药洗剂（苦参、黄柏、白鲜皮各30g，地肤子20g，龙胆草15g，紫草15g，冰片5g）每日1剂，水煎取汁2L，分早晚熏洗，每次20~30分钟。

【功效】养血凉血，祛风止痒。

【适应证】**急性阴囊湿疹（阴亏血燥型）**。症见：阴囊肿胀、潮红、轻度糜烂、流滋、结痂日久皮肤增厚，皮色发亮，色素变深，伴剧烈瘙痒。

【来源】崔关花，朱竹焕. 中药治疗阴囊湿疹37例临床观察. 云南中医中药杂志，2009，（12）：31

马氏中药熏洗方

生地榆 30g　黄柏 30g　马齿苋 30g　地肤子 30g　龙胆草 30g　白鲜皮 30g　明矾 10g

【用法】上药加水 2000ml，煎煮浓缩至 1000ml，趁热先熏后洗患部，待温度适宜时再浸泡患处，每次 30 分钟，每日早晚各熏洗 1 次，所用药液可保留下次加温再用，每剂可用 2 天，1 周为 1 个疗程。一般用药 1~3 个疗程。

【功效】养血凉血，祛风止痒。

【适应证】**急性阴囊湿疹（阴亏血燥型）**。症见：阴囊肿胀、潮红、轻度糜烂、流滋、结痂日久皮肤增厚，皮色发亮，色素变深，伴剧烈瘙痒。

【疗效】治疗 132 例患者，痊愈 81 例，好转 51 例，有效 1 例，无效 0 例，总有效率为 100%。

【来源】马林. 中药熏洗治疗阴囊湿疹 132 例. 云南中医中药杂志，2001，(4)：31

孟氏中药熏洗方

苦参 25g　苍术 15g　黄柏 15g　防风 15g　大枫子 15g　白鲜皮 15g　五倍子 15g　枯矾 5g

【用法】上药先用冷水浸泡 20~30 分钟，煎沸 20 分钟即可使用，先把患处放在蒸汽处熏，待温度适宜时坐浴浸洗 30 分钟，每日熏洗 2 次，每日 1 剂，7 天为 1 个疗程，用 1~2 个疗程。并外敷醋酸泼尼松片 5mg×100 片，马来酸氯苯那敏 45mg×100 片，维生素 B$_2$ 5mg×100 片，将上药研成细末，装入适量的容器中，在取醋酸氟轻松软膏 20g，1ml 龙胆紫溶液，与之混合均匀，在中药熏洗后外擦患处。

【功效】清热利湿，祛风止痒。

【适应证】**急性阴囊湿疹（湿热蕴结型）**。症见：阴囊肿胀、潮红、轻度糜烂、流滋、结痂日久皮肤增厚，皮色发亮，色素变深，伴剧烈瘙痒。

【临证加减】肝胆湿热加服龙胆泻肝丸；脾湿加服健脾丸；风盛血燥者加服滋燥养荣汤（熟地 12g，当归 10g，白芍 10g，秦艽 10g，防风 10g，蝉蜕 5g，生地 12g，胡麻仁 9g）

【疗效】治疗 37 例患者，痊愈 53 例，显效 14 例，有效 7 例，无效 5 例，总有效率为 93.68%。

【来源】孟庆贵，李丹. 中药洗剂配合复方泼尼松软膏治疗阴囊湿疹 79 例. 中医外治杂志，2003，（6）：45

催氏中药外洗方

苦参 25g　苍术 15g　黄柏 15g　防风 15g　大枫子 15g　白鲜皮 15g　五倍子 15g　枯矾 5g

【用法】水煎服，每日 2 次，日 1 剂。并同时给予中药洗剂（苦参、黄柏、白鲜皮各 30g，地肤子 20g，龙胆草 15g，紫草 15g，冰片 5g）每日 1 剂，水煎取汁 2L，分早晚熏洗，每次 20～30 分钟。

【功效】清热利湿，祛风止痒。

【适应证】**急性阴囊湿疹（湿热蕴结型）**。症见：阴囊肿胀、潮红、轻度糜烂、流滋、结痂日久皮肤增厚，皮色发亮，色素变深，伴剧烈瘙痒。

【疗效】治疗 37 例患者，痊愈 1 例，显效 13 例，有效 10 例，无效 4 例，总有效率为 89.19%。

【来源】崔关花，朱竹焕. 中药治疗阴囊湿疹 37 例临床观察. 云南中医中药杂志，2009，（12）：31

邓氏中药外洗方

苦参 12g　徐长卿 12g　黄柏 12g　连翘 12g　紫草 12g　白鲜皮 15g　土茯苓 15g　鱼腥草 15g　蝉蜕 10g　防风 10g　地肤子 10g　甘草 6g

【用法】水煎服，每日 2 次，日 1 剂。同时再用药渣兑水 2500ml，文火煎 15 分钟，取汁兑溶冰片 10g，枯矾 20g，先熏后浸泡 15～20 分钟或湿敷，每天 2 次，10 天为 1 疗程，用 2 个疗程。

【功效】清热利湿，祛风止痒。

【适应证】**急性阴囊湿疹（湿热蕴结型）**。症见：阴囊肿胀、潮红、轻度糜烂、流滋、结痂日久皮肤增厚，皮色发亮，色素变深，伴剧烈瘙痒。

【临证加减】渗出湿重者加龙胆草、薏苡仁；瘙痒重者加白蒺藜、蛇床子；皮疹潮红热盛者加丹皮、银花；皮损增厚有色素沉着者加丹参、当归。

【疗效】治疗 37 例患者，痊愈（皮损消失，症状消失）46 例，好转（皮损消退 60% 以上，症状减轻）9 例，无效 0 例，总有效率为 100%。

【来源】邓平荟. 中药内服外洗治疗阴囊湿疹 55 例. 中国性科学，2005，(8)：25

🪷 二蛇木鳖液

苦参 30g　川椒 10g　蛇床子 30g　蛇蜕 6g　木鳖子 4 个（去壳切片）　苍术 15g　五倍子 15g　黄柏 15g　生百部 15g　鬼针草 20g

【用法】将上药加水煎至 2000ml，将药汁倒入清洁盆内，先熏洗后坐浴约 20 分钟左右，7 天为 1 个疗程，并嘱患者忌食辛辣刺激性食物，避免使用肥皂洗、热水烫。

【功效】祛风止痒。

【适应证】**急性阴囊湿疹（湿热蕴结型）**。症见：阴囊肿胀、潮红、轻度糜烂、流滋、结痂日久皮肤增厚，皮色发亮，色素变深，伴剧烈瘙痒。

【疗效】治疗 58 例患者，显效（阴囊瘙痒，皮疹疼痛完全消失）39 例，有效（部分皮疹消失，无淫脂水，瘙痒，疼痛）18 例，无效 1 例，总有效率为 98.45%。

【来源】戴明喜. 二蛇木鳖液外洗治疗阴囊湿疹 58 例. 中医外治杂志，2002，(1)：44

🪷 二妙散加味

苍术 15g　土茯苓 15g　黄柏 12g　败酱草 10g　牡丹皮 10g　生地黄 12g　泽泻 10g　陈皮 10g　苦参 10g　地肤子 10g

【用法】水煎服，每日 2 次，日 1 剂。同时再用药渣兑水 2500ml，文火煎 15 分钟，取汁先熏后浸泡 15～20 分钟或湿敷，每天 2 次，10 天为 1 个疗程，用 2 周。

【功效】清热利湿，祛风止痒。

【适应证】**急性阴囊湿疹（湿热蕴结型）**。症见：阴囊肿胀、潮红、轻度糜烂、流滋、结痂日久皮肤增厚，皮色发亮，色素变深，伴剧烈瘙痒。

【临证加减】渗出湿重者加龙胆草、薏苡仁；瘙痒重者加白蒺藜、蛇床子；皮疹潮红热盛者加丹皮、银花；皮损增厚有色素沉着者加丹参、当归。

【疗效】治疗 32 例患者，痊愈（症状完全消失，皮疹全部消退，阴囊回复如初，遗有少量色素沉着）26 例，好转（症状基本消失，肿大的阴囊明显缩小，且皮损消退 30% 以上）4 例，未愈（症状略有减轻，皮疹消退不足 30%）2 例，总有效率为 93.75%。

【来源】刘锦森. 二妙散加味治疗亚急性阴囊湿疹 32 例. 中国中医急症, 2011,（9）：1418

当归饮子加味

当归 15g 白芍 15g 地肤子 15g 徐长卿 20g 丹参 20g 生地 10g 防风 10g 白蒺藜 10g 荆芥 10g 何首乌 10g 川芎 10g 生黄芪 10g 生甘草 10g

【用法】水煎服，每日 2 次，日 1 剂。同时配合中药外洗（苦参 30g，白鲜皮 20g，蛇床子 15g，川黄柏 15g，明矾 15g）水煎汁 150ml 外洗和湿敷患处，早晚各 1 次。

【功效】滋阴凉血，祛风止痒。

【适应证】**亚急性阴囊湿疹（血虚风燥型）**。症见：阴囊肿胀、潮红、轻度糜烂、流滋、结痂日久皮肤增厚，皮色发亮，色素变深，伴剧烈瘙痒。

【临证加减】渗出湿重者加龙胆草、薏苡仁；瘙痒重者加蛇床子；皮疹潮红热盛者加丹皮、银花。

【疗效】治疗 37 例患者，痊愈（皮损消失，症状消失）46 例，好转（皮损消退 60% 以上，症状减轻）9 例，无效 0 例，总有效率为 100%。

【来源】汪卫平. 当归饮子加味治疗慢性阴囊湿疹 48 例——附西药治疗 24 例对照. 浙江中医杂志, 2004,（7）：296

加味金龙散

鸡内金 50g（焙干或煅存性） 龙胆草 30g 冰片 5g

【用法】急性亚急性患者创面渗液较多，可将"加味金龙散"直接撒于疡面，外用消毒纱布托住阴囊，疡面干燥后改用油调外涂，每日 3～4 次，慢性患者用芝麻油将"加味金龙散"调成糊状，涂于阴囊表面，每日 2～3 次，外用消毒纱布包住，直至痊愈。

【功效】滋阴凉血，祛风止痒。

【适应证】**亚急性阴囊湿疹（血虚风燥型）**。症见：阴囊肿胀、潮红、轻度糜烂、流滋、结痂日久皮肤增厚，皮色发亮，色素变深，伴剧烈瘙痒。

【疗效】治疗23例患者，痊愈（皮损消失，症状消失）23例，总有效率为100%。

【来源】李庆耀，皱复馨. 加味金龙散治疗阴囊湿疹23例疗效分析. 中国学校卫生，2006，(11)：994

🪷 龙胆泻肝汤加减

龙胆草15g　栀子10g　黄芩10g　柴胡10g　当归10g　泽泻10g 白鲜皮10g　苦参10g　木通6g　甘草6g　生地15g　车前子20g　地肤子20g

【用法】水煎服，每日2次，日1剂。

【功效】养血润燥，祛风止痒。

【适应证】**亚急性阴囊湿疹（血虚风燥型）**。症见：阴囊肿胀、潮红、轻度糜烂、流滋、结痂日久皮肤增厚，皮色发亮，色素变深，伴剧烈瘙痒。

【临证加减】若见皮肤潮红、丘疹或少数水疱而无渗出液，可用青黛冰片液外涂，或用滑石粉50g，寒水石粉20g，冰片5g，调匀外敷；如水疱糜烂，渗出液明显，可用马齿苋100g，黄柏50g，丹皮50g，紫草50g；渗出液较少而有结痂时，可用黄柏、当归末（等量），用植物油调匀，外擦局部。

【疗效】治疗45例患者，痊愈（皮损消失，症状消失）45例，总有效率为100%。

【来源】邵文明，吴兵兵. 龙胆泻肝汤加减治疗阴囊湿疹临床观察. 湖北中医药大学学报，2011，(3)：61

🪷 当归拈痛汤

当归6g　羌活5g　防风5g　升麻5g　猪苓10g　泽泻10g　茵陈10g　黄芩6g　葛根10g　白术8g　苍术8g　苦参10g　知母5g　生甘草10g

【用法】水煎服，每日2次，日1剂。

【功效】养血润燥，祛风止痒。

【适应证】**亚急性阴囊湿疹（血虚风燥型）**。症见：阴囊肿胀、潮红、轻度糜烂、流滋、结痂日久皮肤增厚，皮色发亮，色素变深，伴剧烈瘙痒。

【来源】龚轩，王国庆. 拈痛汤治疗阴囊湿疹之当归用量体会. 中国美容医学，2011，（4）：356

🪷 复方萆薢苦参汤

防风25g　萆薢10g　苦参20g　艾叶10g　当归15g　葱须10g
黄柏15g　地肤子10g

【用法】水煎服，每日2次，日1剂。同时每晚睡前用蛇床子、枯矾等份煎汁熏洗半小时；破溃者用黄连素软膏加链霉素粉调涂患处。

【功效】清热利湿，祛风止痒。

【适应证】**亚急性阴囊湿疹（湿热下注型）**。症见：阴囊肿胀、潮红、轻度糜烂、流滋、结痂日久皮肤增厚，皮色发亮，色素变深，伴剧烈瘙痒。

【临证加减】瘙痒甚者可在汤剂中加蛇床子20g，食盐少许。

【疗效】治疗45例患者，痊愈（皮损消失，症状消失）38例，有效6例，无效1例，总有效率为97.8%。

【来源】孙洪财，孙淑珍. 湿疹验方治疗阴囊湿疹45例. 湖北中医药大学学报，2001，（11）：25

🪷 四妙汤加减

炒栀子10g　黄柏10g　柴胡10g　苍术8g　龙胆草8g　薏苡仁
30g　蒲公英30g　生地15g　白鲜皮15g　川草薢15g　苦参15g　连翘20g

【用法】水煎服，每日2次，日1剂。

【功效】清热利湿，祛风止痒。

【适应证】**亚急性阴囊湿疹（湿热下注型）**。症见：阴囊肿胀、潮红、轻度糜烂、流滋、结痂日久皮肤增厚，皮色发亮，色素变深，伴剧烈瘙痒。

【疗效】治疗18例患者，痊愈（丘疹、红肿痛痒、阴囊皮肤增厚、糜烂消失）18例，总有效率为100%。

【来源】顾晓荣，李毓敏. 四妙汤加减治疗慢性阴囊湿疹18例. 山西中医，2004，

（1）：26

🪷 四物消风散

生地黄15g　当归20g　赤芍12g　川芎10g　白鲜皮15g　蝉蜕10g　甘草5g

【用法】水煎服，每日2次，日1剂。

【功效】养血润燥，祛风止痒。

【适应证】**亚急性阴囊湿疹（血虚风燥型）**。症见：阴囊肿胀、潮红、轻度糜烂、流滋、结痂日久皮肤增厚，皮色发亮，色素变深，伴剧烈瘙痒。

【临证加减】脾气虚弱者加茯苓，炒白术；气虚明显者加黄芪或党参；瘙痒甚影响睡眠者加珍珠母、首乌藤；口渴咽干者加玄参、麦冬；目睛干涩者加枸杞子、菊花；大便艰涩加生大黄。

【疗效】治疗30例患者，痊愈（丘疹、红肿痛痒、阴囊皮肤增厚、糜烂消失）20例，显效8例，有效2例，总有效率为93.33%。

【来源】李长江. 四物消风散联合青鹏软膏治疗血虚风燥型慢性阴囊湿疹疗效观察. 河北中医，2012，（7）：1023

🪷 土茯苓汤

土茯苓20g　苦参15g　地肤子10g　薏苡仁20g　黄芩15g　白鲜皮10g　龙胆草15g　黄柏15g　丹参10g　牛膝10g

【用法】水煎服，每日2次，日1剂。

【功效】清热利湿，祛风止痒。

【适应证】**急性阴囊湿疹（湿热下注型）**。症见：阴囊肿胀、潮红、轻度糜烂、流滋、结痂日久皮肤增厚，皮色发亮，色素变深，伴剧烈瘙痒。

【疗效】治疗32例患者，痊愈（丘疹、红肿痛痒、阴囊皮肤增厚、糜烂消失）25例，好转5例，无效2例，总有效率为94%。

【来源】冯桥. 土茯苓汤加味治疗急性阴囊湿疹32例. 广西中医学院学报，1999，（2）：2

🪷 吉氏中药熏洗方

蛇床子30g　黄连30g　黄柏30g　苦参50g　土茯苓50g　百部

30g　川椒 10g

【用法】上药用 3000ml 水浸泡 1 小时，煎沸 15 分钟弃渣，再将药液放入干净的盆内，趁热先以药液熏蒸外阴，待温度适宜后，洗涤阴囊，坐浴 30 分钟，每剂坐浴 2 次，1 天 1 剂，7 天 1 个疗程。

【功效】清热利湿，祛风止痒。

【适应证】**急性阴囊湿疹（湿热下注型）**。症见：阴囊肿胀、潮红、轻度糜烂、流滋、结痂日久皮肤增厚，皮色发亮，色素变深，伴剧烈瘙痒。

【疗效】治疗 94 例患者，痊愈（丘疹、红肿痛痒、阴囊皮肤增厚、糜烂消失）72 例，好转 8 例，无效 3 例，总有效率 96.81%。

【来源】吉久春. 外用熏洗剂治疗急性阴囊湿疹 94 例. 中医外治杂志，2009，（1）：37

阴囊湿痒熏洗剂

食盐 100g　皂角 60g　苦参 40g　川椒 12g　蛇床子 30g　苍术 20g

【用法】头煎加水约 500ml，浸泡 20 分钟，武火煮沸后，改小火再煮沸 30 分钟，取液约 200ml；二煎，加水约 400ml，武火煮沸后，改小火再煮沸 30 分钟，取液 200ml；两煎药汁混合后，外洗（温洗），每日 2 次，日 1 剂。同时运用散剂外扑，黄柏 20g，苦参 20g，百部 20g，大白 20g，将其烘干，共研细面，装入瓶内备用，勿泄气。

【功效】清热利湿，祛风止痒。

【适应证】**急性阴囊湿疹（湿热下注型）**。症见：阴囊肿胀、潮红、轻度糜烂、流滋、结痂日久皮肤增厚，皮色发亮，色素变深，伴剧烈瘙痒。

【疗效】治疗 22 例患者，痊愈（丘疹、红肿痛痒、阴囊皮肤增厚、糜烂消失）22 例，总有效率 100%。

【来源】杨文学. 阴囊湿痒熏洗剂合中药外扑治疗急性阴囊湿疹 22 例疗效观察. 中医外治杂志，2004，（4）：44

吴苦汤

吴茱萸 30g　苦参 30g　地肤子 30g　艾叶 30g　花椒 15g　芒硝 15g

【用法】头煎加水约 500ml，浸泡 20 分钟，武火煮沸后，改小火再煮沸 30 分钟，取液约 200ml；二煎，加水约 400ml，武火煮沸后，改小火再煮沸 30 分钟，取液 200ml；两煎药汁混合后，外洗（温洗），每日 2 次，日 1 剂。

【功效】清热利湿，祛风止痒。

【适应证】**急性阴囊湿疹（湿热下注型）**。症见：阴囊肿胀、潮红、轻度糜烂、流滋、结痂日久皮肤增厚，皮色发亮，色素变深，伴剧烈瘙痒。

【疗效】治疗 30 例患者，痊愈（丘疹、红肿痛痒、阴囊皮肤增厚、糜烂消失）20 例，总有效率 100%。

【来源】刑守平，安改香，张果仙. 阴囊湿疹的中药熏洗治疗. 中国民间疗法，2007，（9）：20

止痒洗剂

土茯苓 30g　仙鹤草 20g　明矾 10g　川椒 10g　苦参 20g　蛇床子 30g　百部 10g　当归 10g

【用法】头煎加水约 500ml，浸泡 20 分钟，武火煮沸后，改小火再煮沸 30 分钟，取液约 200ml；二煎，加水约 400ml，武火煮沸后，改小火再煮沸 30 分钟，取液 200ml；两煎药汁混合后，外洗（温洗），每日 2 次，每次 30～60 分钟，日 1 剂。同时服用当归苦参丸，每日 2 次，每次 1 丸。

【功效】清热利湿，祛风止痒。

【适应证】**急性阴囊湿疹（湿热下注型）**。症见：阴囊肿胀、潮红、轻度糜烂、流滋、结痂日久皮肤增厚，皮色发亮，色素变深，伴剧烈瘙痒。

【疗效】治疗 32 例患者，痊愈（丘疹、红肿痛痒、阴囊皮肤增厚、糜烂消失）25 例，好转 5 例，无效 2 例，总有效率 94%。

【来源】杜付祥. 止痒洗剂合当归苦参丸治疗阴囊湿疹 30 例. 中国民间疗法，2004，（6）：30

止痒洗药

苦参 60g　蛇床子 60g　鹤虱 30g　大枫子 30g　地肤子 30g　白鲜皮 30g　黄柏 30g　川军 30g　徐长卿 30g　仙鹤草 30g　生杏仁 13g　百部 13g　硫黄 10g　蜂房 15g

【用法】治疗时取上药1剂，加水煎沸10～20分钟，先熏后洗，早晚各1次，每次熏洗30～60分钟，并用丹参酊外涂患处，每日5～6次。治疗10日为1疗程，一般治疗2个疗程。

【功效】清热利湿，祛风止痒。

【适应证】**急性阴囊湿疹（湿热下注型）**。症见：阴囊肿胀、潮红、轻度糜烂、流滋、结痂日久皮肤增厚，皮色发亮，色素变深，伴剧烈瘙痒。

【疗效】治疗30例患者，痊愈（丘疹、红肿痛痒、阴囊皮肤增厚、糜烂消失）28例，无效2例，总有效率93.3%。

【来源】李兆军. 止痒洗药病丹参酊治疗阴囊湿疹30例. 中国民间疗法，2003，(6)：30

🪷 杜氏验方

生地黄15g　牡丹皮12g　白鲜皮12g　苦参8g　蛇床子6g　全蝎6g　当归10g　地肤子10g　皂角刺10g

【用法】水煎服，每日2次，日1剂。

【功效】凉血，祛风止痒。

【适应证】**急性阴囊湿疹（湿热下注型）**。症见：阴囊肿胀、潮红、轻度糜烂、流滋、结痂日久皮肤增厚，皮色发亮，色素变深，伴剧烈瘙痒。

【临证加减】局部皮肤大片潮红，或丘疹密布，红斑群集成片，灼热剧烈瘙痒者，生地黄可用30g，加龙胆草10g，重楼30g，黄柏12g；大便秘结者加大黄（后下）10g。若属慢性阴囊湿疹病情缠绵日久，久治不愈者，加猪牙皂6g，乌梢蛇15g。

【疗效】治疗32例患者，痊愈（丘疹、红肿痛痒、阴囊皮肤增厚、糜烂消失）25例，好转5例，无效2例，总有效率94%。

【来源】杜晓红，房思宁，李放娟. 中西医结合治疗阴囊湿疹42例. 新中医，2001，(10)：43

第三章
前列腺疾病

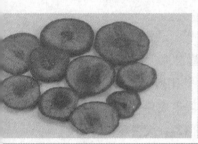
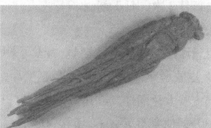
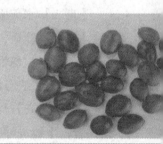

第一节　前列腺炎

前列腺炎是青壮年男性的一种常见病、多发病。NIH（美国国立卫生研究所）将前列腺炎分为四型，即：Ⅰ型急性细菌性前列腺炎、Ⅱ型慢性细菌性前列腺炎、Ⅲ型慢性非细菌性前列腺炎、Ⅳ型无症状的炎性前列腺炎。

临床上以非细菌性前列腺炎最为常见，占90%～95%，细菌性前列腺炎仅占5%～10%。在此我们只介绍急性细菌性前列腺炎慢性细菌性前列腺炎及慢性非细菌性前列腺炎三种。急性前列腺炎的诊断要点是：①突发会阴部胀痛，疼痛向腰骶及大腿根部放射，尿频、尿急、尿痛。②全身恶寒发热，头身疼痛，口苦口干。③肛门指检前列腺肿大，压痛明显，或可触及波动感。④血常规检查白细胞及中性粒细胞增多，尿常规检查白细胞增多，尿道分泌物革兰染色常可找到致病菌，病原体及药敏试验可以经尿培养验明。慢性细菌性前列腺炎的诊断要点是：慢性细菌性前列腺炎的诊断除根据一般临床症状外，主要应符合以下两点，缺一项不能确立。①反复尿路感染；②男性下尿路细菌定位培养阳性，找致病菌，反复培养菌种不变。慢性非细菌性前列腺炎的诊断要点是：①临床症状与慢性细菌性前列腺炎症状相似。如尿频、尿急、尿痛，耻骨上或会阴部、阴茎、阴囊、睾丸疼痛或不适。有些患者有阳痿、早泄、遗精及性欲减退等性功能障碍的临床表现。②前列腺液常规检查卵磷脂小体减少或消失，WBC > 10 个/Hp，含有脂肪的巨噬细胞较正常较多。③前列腺细菌培养呈阴性，但解脲原体及衣原体培养可能为阳性。这是与慢性细菌性前列腺炎鉴别的重要依据。

本病属于中医学"精浊"的范畴，病位在肾子。常因平日多食肥甘厚味，辛辣之品，或过量饮酒，湿热内生，蕴于精室；或外感六淫湿热火毒，移于下焦，蕴于精室；或房事不洁，湿热毒邪从溺窍侵入，蕴于精室；或患疖肿、乳娥、热淋、血淋、子痈等病，治疗不当，余毒未消，湿热毒邪移于下焦，蕴结精室。在治疗上应该辨证论治，若为急性细菌性前列腺炎湿热蕴结证，则宜清热利湿；若为急性细菌性前列腺炎热毒壅盛证则宜清热解毒排脓。慢性细菌性前列腺炎和慢性非细菌性前列腺炎，在治疗上相似，故在一起介绍。若辨证为气滞血瘀证，则宜理气活血；若辨证为湿热蕴结证，则宜清热利湿；

若辨证为阴虚火旺证，则宜滋阴降火；若辨证为肾阳亏虚证，则宜温阳固摄。

❀ 程氏萆薢分清饮

萆薢20g 黄柏6g 石菖蒲6g 茯苓6g 白术10g 莲子心8g 丹参15g 车前子15g 酒制大黄15g 柴胡12g

【用法】水煎服，每日2次，日1剂。

【功效】清热利湿，分清化浊。

【适应证】**前列腺炎（湿热下注型）**。症见：尿频、尿急，尿后余沥不尽，点滴量少，肛门指诊：前列腺有轻压痛，中央沟存在；前列腺液常规示：WBC升高（+~++++），卵磷脂小体减少（≤++）；少腹胀满，大便溏，腰痛纳差，乏力，舌质红，苔黄腻，脉滑数。

【疗效】治疗患者60例，痊愈45例，有效12例，无效3例，总有效率为95.0%。

【来源】金峰. 程氏萆薢分清饮治疗慢性前列腺炎120例. 中国临床研究，2012，(12)：117

❀ 加味泽兰汤

桃仁15g 红花6g 白芷15g 乳香6g 没药6g 莪术9g 小茴香10g 蒲公英15g 败酱草15g 生薏苡仁20g 甘草6g

【用法】水煎服，每日2次，日1剂。

【功效】活血化瘀，分清化浊。

【适应证】**前列腺炎（气滞血瘀型）**。症见：会阴部外生殖器区，或耻骨上区，或下腹部，或腰骶及肛门周围等部位坠胀，尿后余沥不尽，尿等待，尿无力，尿刺痛等，肛门指诊：前列腺有轻压痛，中央沟存在；前列腺液常规示：WBC升高（+~++++），卵磷脂小体减少（≤++）；舌质正常或者舌质有瘀点、瘀斑，脉涩或弦。

【疗效】治疗患者35例，痊愈10例，显效13例，有效7例，无效5例，总有效率为85.7%。

【来源】袁轶峰，刘涛，贺菊乔. 加味泽兰汤治疗气滞血瘀型慢性前列腺炎35例临床观察. 中医药导报，2012，(3)：43

薏苡败酱散加减

败酱草 50g 薏苡仁 30g 蒲公英 30g 金银花 25g 熟地黄 20g 鹿角霜 20g 金樱子 20g 赤芍 20g 附子 15g 竹叶 15g 瞿麦 15g 山茱萸 15g 山药 15g 川楝子 15g 橘核 15g 小茴香 15g 胡芦巴子 15g 芡实 15g 桃仁 15g 丹参 15g 甘草 15g

【用法】水煎服，每日 2 次，日 1 剂。

【功效】清热解毒，排脓消肿。

【适应证】**前列腺炎（湿热蕴结型）**。症见：尿频、尿急，尿后余沥不尽，点滴量少，肛门指诊：前列腺有轻压痛，中央沟存在；前列腺液常规示：WBC 升高（＋～＋＋＋＋），卵磷脂小体减少（≤＋＋）；少腹胀满，大便溏，腰痛纳差，乏力，舌质红，苔黄腻，脉滑数。

【来源】李晓宁. 名医张琪治疗前列腺炎的经验方. 医药指南偏验方选粹，2012，（12）：37

前列复方饮

杜仲 10g 丹参 10g 赤芍 10g 桃仁 10g 红花 10g 瞿麦 10g 王不留行 10g 泽兰 10g 黄柏 10g 延胡索 10g 茯苓 10g

【用法】水煎服，每日 2 次，日 1 剂。

【功效】清热利湿，活血化瘀。

【适应证】**前列腺炎（湿热夹瘀型）**。症见：尿频、尿急，尿后余沥不尽，点滴量少，肛门指诊：前列腺有轻压痛，中央沟存在；前列腺液常规示：WBC 升高（＋～＋＋＋＋），卵磷脂小体减少（≤＋＋）；少腹胀满，大便溏，腰痛纳差，乏力，舌质红，苔黄腻，脉滑数。

【疗效】治疗患者 90 例，临床痊愈 42 例，显效 20 例，有效 10 例，无效 18 例，总有效率为 80.0%。

【来源】刘方伶，王艳莉. 前列复方饮联合微波热疗治疗前列腺炎 90 例. 中国中医药远程教育，2012，（13）：75

前列回春汤

丹参 30g 王不留行 30g 泽兰叶 20g 赤芍 15g 红花 15g 桃仁

10g　败酱草 30g　鱼腥草 30g　土茯苓 30g　当归 15g　黄柏 12g　黄芪 20g　海金沙 12g　甘草 10g　淡竹叶 15g　冬葵子 15g　白术 15g　薏苡仁 20g

【用法】水煎服，每日 2 次，日 1 剂。同时每 3 天按摩前列腺 1 次，或有规律的性生活，每晚睡前 30 分钟 42℃的温水坐浴。

【功效】清热利湿，活血化瘀。

【适应证】**前列腺炎（湿热夹瘀型）**。症见：尿频、尿急，尿后余沥不尽，点滴量少，肛门指诊：前列腺有轻压痛，中央沟存在；前列腺液常规示：WBC 升高（+～++++），卵磷脂小体减少（≤++）；少腹胀满，大便溏，腰痛纳差，乏力，舌质红，苔黄腻，脉滑数。

【疗效】治疗患者 150 例，临床痊愈 86 例，显效 38 例，有效 20 例，无效 6 例，总有效率为 96%。

【来源】郭伟，于艳，杨琪. 前列回春汤治疗慢性前列腺炎 150 例临床观察. 中医临床研究，2012，(17)：90

🪷 萆薢分清饮加减

萆薢 15g　石菖蒲 20g　丹参 30g　车前子 10g　黄柏 10g　茯苓 20g　蒲公英 30g　甘草 10g

【用法】水煎服，每日 2 次，日 1 剂。如已生育患者每晚热水坐浴 20～30 分钟。

【功效】清热利湿，分清化浊。

【适应证】**前列腺炎（湿热下注型）**。症见：尿频、尿急，尿后余沥不尽，点滴量少，肛门指诊：前列腺有轻压痛，中央沟存在；前列腺液常规示：WBC 升高（+～++++），卵磷脂小体减少（≤++）；少腹胀满，大便溏，腰痛纳差，乏力，舌质红，苔黄腻，脉滑数。

【临证加减】腹坠胀牵引会阴酸痛者加荔枝核 10g，小茴香 10g，肉桂 15g；小便赤痛者加龙胆草 9g，滑石 30g，石韦 10g。

【疗效】治疗患者 45 例，临床痊愈 27 例，显效 13 例，好转 1 例，无效 4 例，总有效率为 91.1%。

【来源】杨晋孝. 中药联合川参通抗生素配伍治疗慢性前列腺炎疗效的观察. 中医医学创新，2012，(24)：4

复方黄芪升麻汤

生黄芪60g　升麻6g　青皮20g　陈皮20g　淫羊藿10g　牡丹皮15g　泽泻12g　三棱15g　莪术15g　郁金20g　赤芍20g　丹参15g

【用法】水煎服，每日2次，日1剂。同时每3天按摩前列腺1次，或有规律的性生活，每晚睡前30分钟42℃的温水坐浴。

【功效】补气助阳，活血化瘀。

【适应证】**前列腺炎（气虚夹瘀型）**。症见：尿频、尿急，尿后余沥不尽，点滴量少，肛门指诊：前列腺有轻压痛，中央沟存在；前列腺液常规示：WBC升高（＋~＋＋＋＋），卵磷脂小体减少（≤＋＋）；少腹胀满，大便溏，腰痛纳差，乏力，舌质红，苔薄白，脉细。

【临证加减】尿痛加萹蓄20g，车前子20g；阳虚加制附子10g；情绪不稳、心悸加太子参30g；失眠加合欢皮20g，夜交藤30g；会阴胀痛明显加乌药15g，王不留行15g。

【疗效】治疗患者150例，临床痊愈86例，显效38例，有效20例，无效6例，总有效率为96%。

【来源】牛金葆，郝亮. 中药灌肠配合中药口服治疗慢性前列腺炎58例疗效观察. 河北中医，2012，（5）：724

三郁提气方

三棱15g　莪术15g　郁金15g　生黄芪90g　枳壳10g　升麻6g　柴胡6g　当归15g　浙贝母（打碎）10g　苦参10g　赤芍30g　白芍30g　生甘草15g

【用法】水煎服，每日2次，日1剂。同时每3天按摩前列腺1次，或有规律的性生活，每晚睡前30分钟42℃的温水坐浴。

【功效】行气，散瘀。

【适应证】**前列腺炎（气滞夹瘀型）**。症见：尿频、尿急，尿后余沥不尽，点滴量少，肛门指诊：前列腺有轻压痛，中央沟存在；前列腺液常规示：WBC升高（＋~＋＋＋＋），卵磷脂小体减少（≤＋＋）；少腹胀满，大便溏，腰痛纳差，乏力，舌质红，苔厚腻，脉滑。

【临证加减】阳虚加制附子10g，补骨脂15g；尿路刺痛明显加石韦30g，琥珀（冲服）6g；失眠多梦加生龙骨 30g，生牡蛎 30g，炒枣仁 30g，知母 10g，黄柏 10g；心烦焦虑加莲子心 3g，牡丹皮 10g，炒栀子 10g；心胸憋闷加瓜蒌 30g，薤白 15g，丹参 15g；大便黏滞不爽加生薏苡仁 30g，马齿苋 30g，槟榔 10g；伴阳痿早泄加肉苁蓉 15g，阳起石 15g，蜈蚣 2 条；会阴憋胀明显加乌药 15g，王不留行 15g，橘核 30g，荔枝核（打碎）30g。

【疗效】治疗患者 30 例，临床痊愈 18 例，显效 10 例，有效 2 例，无效 0 例，总有效率为 100%。

【来源】吕金仓，白亚平，刘二军，等. 三郁提气方治疗ⅢB 型慢性前列腺炎 30 例. 河北中医，2012，（9）：1388

五苓散加减

茯苓 20g　白术 10g　泽泻 30g　猪苓 30g　桂枝 10g

【用法】水煎服，每日 2 次，日 1 剂。

【功效】利水渗湿，温阳行气。

【适应证】**前列腺炎（湿停夹瘀型）**。症见：尿频、尿急，尿后余沥不尽，点滴量少，肛门指诊：前列腺有轻压痛，中央沟存在；前列腺液常规示：WBC 升高（＋～＋＋＋＋），卵磷脂小体减少（≤＋＋）；少腹胀满，大便溏，腰痛纳差，乏力，舌质红，苔黄腻，脉滑数。

【临证加减】有湿热者加竹叶梢、黄柏、车前子、瞿麦等；有血瘀者加益母草、泽兰、五灵脂、穿山甲等；有结石者加海金沙、石韦、萹蓄等。

【疗效】治疗患者 30 例，显效 18 例，有效 10 例，无效 2 例，总有效率为 93.3%。

【来源】高新建. 五苓散治疗老年性前列腺炎 30 例. 中国医药科学，2012，（10）：100

三妙散加减

苍术 12g　白术 12g　黄柏 9g　牛膝 9g　莪术 9g　黄芪 30g　蒲公英 30g　鱼腥草 30g　菟丝子 15g　丹参 24g

【用法】水煎服，每日 2 次，日 1 剂。

【功效】清热利湿，活血化瘀。

【适应证】**前列腺炎（湿热夹瘀型）**。症见：尿频、尿急，尿后余沥不尽，点滴量少，肛门指诊：前列腺有轻压痛，中央沟存在；前列腺液常规示：WBC 升高（＋～＋＋＋＋），卵磷脂小体减少（≤＋＋）；少腹胀满，大便溏，腰痛纳差，乏力，舌质红，苔黄腻，脉滑数。

【来源】王宏竹，刘眣，张哲. 郑清活用三妙丸治疗慢性前列腺炎经验. 陕西中医，2012，（10）：1375

治前丸

菟丝子 30g 茯苓 15g 淮山药 15g 沙苑子 15g 车前子 15g 生地黄 15g 熟地黄 15g 牡蛎 10g 远志 10g 石斛 10g 续断 10g 益智仁 10g

【用法】中药浓缩成丸剂（本院制药室制，1g 药丸含中药 0.85g）9g/次，3 次/天。

【功效】清热利湿，补肾安神。

【适应证】**前列腺炎（肾气亏虚型）**。症见：尿频、尿急，尿后余沥不尽，点滴量少，肛门指诊：前列腺有轻压痛，中央沟存在；前列腺液常规示：WBC 升高（＋～＋＋＋＋），卵磷脂小体减少（≤＋＋）；少腹胀满，大便溏，腰痛纳差，乏力，舌质红，苔黄腻，脉滑数。

【疗效】治疗患者 40 例，临床痊愈 8 例，显效 20 例，有效 7 例，无效 5 例，总有效率为 87.5%。

【来源】张激，张良圣. 治前丸 2 号治疗慢性非细菌性前列腺炎 40 例临床观察. 中医药导报，2012，（7）：15

李氏验方

当归 9g 浙贝母 12g 苦参 12g 川芎 10g 生地黄 10g 生白芍 15g 桃仁 9g 红花 9g 柴胡 9g 枳壳 9g 川牛膝 10g 乌药 10g 滑石 12g 生甘草 6g

【用法】水煎服，每日 2 次，日 1 剂。

【功效】行气养阴，活血化瘀。

【适应证】**前列腺炎（气滞血瘀型）**。症见：尿频、尿急，尿后余沥不尽，点滴量少，肛门指诊：前列腺有轻压痛，中央沟存在；前列腺液常规示：WBC 升高（＋～＋＋＋＋），卵磷脂小体减少（≤＋＋）；少腹胀满，大便溏，腰痛纳差，乏力，舌质红，苔黄腻，脉滑数。

【疗效】治疗患者 40 例，临床痊愈 19 例，显效 12 例，有效 5 例，无效 4 例，总有效率为 90.00%。

【来源】李昌成，胡海翔．中西医结合治疗慢性非细菌性前列腺炎临床疗效观察．空军医学杂志，2012，（2）：72

活血化瘀汤

小茴香 10g　延胡索 15g　当归 10g　没药 10g　赤芍 15g　川芎 10g　桃仁 10g　红花 10g　丹参 15g　王不留行 15g　牛膝 15g　郁金 15g　泽兰 15g

【用法】水煎服，每日 2 次，日 1 剂。

【功效】行气止痛，活血化瘀。

【适应证】**前列腺炎（气滞血瘀型）**。症见：尿频、尿急，尿后余沥不尽，点滴量少，肛门指诊：前列腺有轻压痛，中央沟存在；前列腺液常规示：WBC 升高（＋～＋＋＋＋），卵磷脂小体减少（≤＋＋）；少腹胀满，大便溏，腰痛纳差，乏力，舌质红，苔黄腻，脉滑数。

【疗效】治疗患者 60 例，临床痊愈 32 例，显效 12 例，有效 9 例，无效 7 例，总有效率为 88.3%。

【来源】汤祝捷．中西医结合治疗慢性前列腺炎Ⅲ型 60 例临床观察．江苏中医药，2012，（7）：38

八正散

木通 9g　瞿麦 9g　萹蓄 9g　车前子 12g　滑石 15g　栀子 9g　大黄 9g　甘草梢 6g

【用法】水煎服，每日 2 次，日 1 剂。同时联合口服特拉唑嗪 2mg，每晚 1 次。

【功效】清热利湿，分清化浊。

【适应证】**前列腺炎（湿热下注型）**。症见：尿频、尿急，尿后余沥不尽，点滴量少，肛门指诊：前列腺有轻压痛，中央沟存在；前列腺液常规示：

WBC 升高（＋～＋＋＋＋），卵磷脂小体减少（≤＋＋）；少腹胀满，大便溏，腰痛纳差，乏力，舌质红，苔黄腻，脉滑数。

【疗效】治疗患者 50 例，临床痊愈 28 例，好转 16 例，无效 6 例，总有效率为 88%。

【来源】李浩林. 中西医结合治疗湿热型前列腺炎 50 例. 中国中医药现代远程教育，2012，（10）：56

❀ 江氏中药灌服方

赤芍 15g　丹参 15g　白花蛇舌草 15g　柏子仁 12g　桃仁 12g　三棱 12g　车前子 15g　败酱草 30g　王不留行 60g　菊花 12g　蒲公英 30g　银花 30g　牛膝 15g　当归 10g　连翘 15g　川楝子 12g　白术 12g　萹蓄 15g　木香 10g

【用法】将上述中药浸泡 3 小时后文火煎 1 小时，取药液约 150ml，冷却（加温）至温度约 42℃，保留灌肠，5 分钟内灌完，完全灌入后保持俯卧位 1 小时，使药液充分接触前列腺部位，发挥药效，每日 1 次，10 天为 1 个疗程。

【功效】清热解毒，活血化瘀。

【适应证】**前列腺炎（热毒壅盛型）**。症见：尿频、尿急，尿后余沥不尽，点滴量少，肛门指诊：前列腺有轻压痛，中央沟存在；前列腺液常规示：WBC 升高（＋～＋＋＋＋），卵磷脂小体减少（≤＋＋）；少腹胀满，大便溏，腰痛纳差，乏力，舌质红，苔黄腻，脉滑数。

【疗效】治疗患者 60 例，临床痊愈 31 例，显效 8 例，有效 5 例，无效 16 例，总有效率为 78.33%。

【来源】江辉安. 中药保留灌肠配合前列腺按摩治疗慢性前列腺炎临床效果观察. 中国当代医药，2012，（13）：107

第二节　前列腺增生

前列腺增生是老年性疾病，其主要表现是下尿路梗阻，且常因感染而加重，临床特点是排尿困难，小便频数，甚或尿闭。

本病一般在 50 岁以后出现症状，症状决定于梗阻的程度，病变的发展速度，以及是否合并感染和结石，而不是前列腺本身的增生程度，症状可以时轻时重。增生未引起梗阻或轻度梗阻时可全无症状，对健康亦无影响。临床症状是尿频、排尿困难、尿潴留，当合并感染时，可有尿频、尿急、尿痛等膀胱刺激征。本病的诊断要点是：①发病年龄在 50 岁以上。②临床上以排尿困难和尿频特别是夜尿次数增多为主症。③直肠指检扪及增大的前列腺及中央沟变浅或消失。④B 超、CT、尿流动力学和膀胱镜检查等有助于诊断。

本病属于中医学"精癃"的范畴，本病病位在前列腺，病因为肾元亏虚，其基本病机责之于肾虚血瘀。老年人肾气渐衰，阴阳易于失调，气血易于郁滞，肾虚则气化不利，血瘀则渐成结块，水道受阻。当本病出现排尿困难时，又当从三焦气化审求病因。或因年老体弱，久病体虚，房劳过度，导致肾阳衰微，肾气不充，膀胱失于温煦，气化不及而小便不通；或因素体阴虚，或久病及肾，热病真阴暗耗，以致肾阴亏损，虚火自炎，无阴则阳无以化，水液不能下注膀胱，导致小便短涩；或因情志不畅，肝气郁结；或暴怒伤肝，气逆瘀停，或病久瘀血内阻等，气滞血瘀日久，则结块渐成，水道，小便通而不爽，甚至溺窍而涓滴不出；或外感风寒，郁久化热，或外感发热、燥热，肺热壅滞，失其调节，肃降失常，不能通调水道，下输膀胱，致使上下焦移热于膀胱，或均为热气痹阻，排尿困难；或外感湿热之邪，阻滞膀胱，或嗜酒、过食肥甘厚味，酿生湿热，流注下焦，影响膀胱气化而致膀胱气化不利，小便不通；或因老年人脾胃虚弱，或饮食劳倦，损伤脾胃，中气不足，甚或下陷，清气不升，小便难以排出而成癃闭。在治疗上，若为肾阳虚衰者，则宜温补肾阳，化气利水；若为肾阴亏耗者，则宜滋阴补肾，清利水源；若为瘀积内阻者，则宜活血祛瘀，通关利水；若为肺热气壅者，则宜清热宣肺，通利膀胱；若为湿热蕴结者，则宜清利泻火，利湿通闭；若为肝郁气滞者，则宜疏肝理气，通利小便；若为脾虚气陷者，则宜补中益气，升清降浊。

❀ 桂枝茯苓丸加味

桂枝 15g　茯苓 15g　桃仁 15g　赤芍 15g　丹皮 10g　红花 6g　川芎 12g　威灵仙 12g　淫羊藿 12g　牛膝 10g　地龙 10g　杜仲 12g

【用法】水煎服，每日 2 次，日 1 剂。

【功效】活血化瘀，消痈散结。

【适应证】**前列腺增生（气滞血瘀型）**。症见：尿频、尿急、排尿困难，尿后余沥不尽，晚上小便次数增多，点滴量少，少腹胀满，大便溏，面色晦暗，腰痛纳差，乏力，舌质暗有瘀点，苔白，脉沉细。

【临证加减】尿血者加琥珀末 6g（早中晚服用）；少腹胀痛者加川楝子 10g；排尿无力、失控者加益智仁 15g，炙黄芪 10g；泌尿系结石者加王不留行 10g，鸡内金 10g。

【疗效】治疗患者 20 例，痊愈 12 例（服药后症状全部消失，直肠指检及 B 超前列腺体基本恢复正常），好转（排尿困难、尿频、尿急等症状有不同程度减轻，直肠指诊及 B 超前列腺体缩小，但未恢复正常大小）6 例，无效（症状体征无明显改善）2 例，总有效率为 90%。

【来源】易长莲，张晓华. 桂枝茯苓丸加味治疗前列腺增生. 湖北中医杂志，2012，（8）：61

黄氏验方

炙黄芪 20g　桔梗 10g　升麻 10g　党参 20g　乌药 15g　淮山药 20g　桑寄生 20g　茯苓 15g　丹皮 10g　泽泻 15g　琥珀 5g（吞服）

【用法】水煎服，每日 2 次，日 1 剂。

【功效】活血化瘀，消痈散结。

【适应证】**前列腺增生（气滞血瘀型）**。症见：尿频、尿急、排尿困难，尿后余沥不尽，晚上小便次数增多，点滴量少，B 超诊断为前列腺增生，少腹胀满，大便溏，面色晦暗，腰痛纳差，乏力，舌质暗有瘀点，苔白，脉沉细。

【来源】黄茂生，黄子畅. 中医治疗前列腺炎和前列腺增生的经验体会. 中医临床研究，2012，（18）：77

第三节　前列腺结石

前列腺结石是指在前列腺组织或腺泡内的结石。经 B 超证实，中年男性本病的发生率可达 75%，老年男性几乎是 100%，前列腺结石一般较小，可单发或多发，单个结石直径多在 1~4mm，呈灰黄色，小的结石多呈圆形或卵圆形。有时较大的可穿破前列腺部尿道黏膜进入尿道而排出体外。前列腺结石一般不表现症状，常常很难发现，多在检查前列腺疾病及泌尿系其他疾病时，经 X 线或 B 超发现，或肛门指诊发现。

本病的诊断要点是：①有前列腺疾病，如前列腺增生症、炎症、结核、肿瘤的病史。②临床上有前列腺炎、尿道刺激症状及性功能紊乱等方面的表现。③直肠指诊常有圆形结石感或摩擦感。尿道探子检查当探子通过前列腺部尿道时可有紧缩感或摩擦感。④尿道镜、B 超、X 线等检查有助于诊断。

前列腺结石相当于中医学"石淋"，本病病位在精室，与肾、脾、肝、膀胱密切相关，主要病机为肾虚，膀胱湿热，后期可致脾肾两虚，气滞血瘀。其发病因素主要是由于嗜食辛辣刺激及油腻肥甘之品；或情志不遂，肝郁化火，火灼津液，湿热内生，下注精室；或下身不洁，湿热毒邪上入精室，煎熬津液，日久而成；或久病不愈，耗伤正气；或年高体衰，劳累过度，房事不节，致脾肾双亏；或肝郁气滞，气滞血瘀，久病入络，瘀血内结而发本病。本病的发病病机是：常因过食辛辣刺激食物及肥甘之品，酿湿生热，湿热下注精室；下身不洁，湿热毒邪上入精室，情志不遂，肝郁化火，火灼津液，日久而成结石；或饮食不节，过食肥甘，损伤脾胃；久病不愈，耗伤正气，致脾失健运，中气下陷，聚湿成痰，痰湿浊气凝结精室而成结石；或先天禀赋不足，素体肾气亏虚；年老体衰，脏气虚弱；房劳过度，伤及肾气，肾气亏虚，肾气虚衰，气化不利，闭藏失职而出现小便困难；或情志不遂，肝气郁结，肝失调达，气滞血瘀；久病不愈，久病入络，气血瘀滞日久而成。在治疗上，若以湿热下注为主，宜清热利湿，解痉排石；若以脾虚痰凝为主，宜健脾利湿，化痰软坚；若以肾气亏虚为主，宜温补肾阳，利尿泄浊；若以气滞血瘀为主，宜疏肝理气，化瘀利尿。

🪷 排石汤

石韦 20g　金钱草 30g　滑石 20g　木通 10g　海金沙 20g　鸡肉 10g（研末分 6 次服）　白芍 20g　前仁 15g　生地 15g　竹叶 10g　细甘草 5g

【用法】水煎服，每日 2 次，日 1 剂。

【功效】活血化瘀，排石通淋。

【适应证】前列腺结石（痰瘀凝滞型）。症见：小腹不适，或隐痛，夜尿 1~2 次，小腹部触压微痛不适，阴茎、龟头、阴囊、睾丸未见异常，直肠指诊：扣及前列腺有结石摩擦感，B超可见前列腺内可见强光斑，后伴声影。面色少华，舌淡苔薄白，脉弦，小便色黄，大便正常。

【临证加减】湿热毒甚加银花、连翘、生山栀等；以瘀滞为著者加用炮穿山甲、三棱、莪术、夏枯草。

【疗效】50例患者中，临床治愈20例，有效14例，好转10例，无效6例，总有效率为88%。

【来源】王廷治. 总攻疗法治疗前列腺结石验案报告. 男科医学，2005，（3）：12－13

🪷 五苓化石饮

猪苓10g 茯苓10g 白术10g 桂枝10g 乌药10g 鸡内金10g 甘草10g 金钱草30g 泽泻30g 海金沙（包煎）15g 炮穿山甲6g

【用法】水煎服，每日2次，日1剂。

【功效】清热利湿，排石通淋。

【适应证】**前列腺结石（痰瘀凝滞型）**。症见：小腹不适，或隐痛，夜尿1~2次，小腹部触压微痛不适，阴茎、龟头、阴囊、睾丸未见异常，直肠指诊：扣及前列腺有结石摩擦感，B超可见前列腺内可见强光斑，后伴声影。伴面色少华，舌淡苔薄白，脉弦，小便色黄，大便正常。

【临证加减】肾气亏虚，腰痛明显者加杜仲、续断；肾阳不足者加附片；肾阴亏虚者加生地；气虚者加黄芪；湿热偏盛，舌苔黄腻者加苍术、黄柏。

【疗效】35例患者中，临床治愈27例，显效6例，无效2例，总有效率为94.3%。

【来源】朱沛冉. 五苓化石饮治疗前列腺结石35例. 四川中医，2000，（6）：27

🪷 李氏经验方

萆薢12g 苍术10g 王不留行30g 炒黄柏10g 川牛膝18g 土鳖虫5g 三棱10g 丹参20g 车前子30g 冬葵子30g 皂角刺25g 紫花地丁15g

【用法】水煎服，每日2次，日1剂。

【功效】活血化瘀，排石通淋。

【适应证】**前列腺结石（痰瘀凝滞型）**。症见：小腹不适，或隐痛，夜尿1～2次，小腹部触压微痛不适，阴茎、龟头、阴囊、睾丸未见异常，直肠指诊：扪及前列腺有结石摩擦感，B超可见前列腺内可见强光斑，后伴声影。伴面色少华，舌淡苔薄白，脉弦，小便色黄，大便正常。

【临证加减】肾虚为主者，加黄柏、紫花地丁、苍术、菟丝子、肉桂、公丁香；瘀血为主者，加益母草、失笑散；浊阻者加菖蒲、龙骨、牡蛎。

【疗效】35例患者中，有效20例，显效8例，无效7例，总有效率为80%。

【来源】李祥元. 化瘀软坚泄浊法治疗前列腺结石症35例. 江苏中医，2000，(6)：28

第四章

性功能障碍

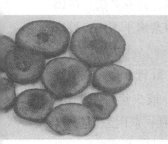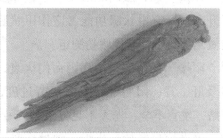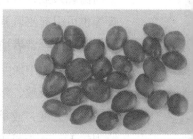

第一节　阴茎勃起功能障碍

阴茎勃起功能障碍是指成年男子阴茎不举，或举而不坚，夫妇不能性交，是成年男性持续不能达到或维持充分的勃起以获得满意的性生活。

阴茎勃起功能障碍（ED）按其程度可分为轻、中、重三度，阳痿属于重度的ED。本病中国上海曾对1582名40岁以上城市男性调查发现本病的发病率高达73.1%。本病的诊断要点是：①青壮年男性，在性生活时阴茎不能勃起，或勃而不坚，不能正常性生活。②多有房事太过，或青少年期多犯手淫史。常伴有神倦乏力，腰膝酸软，畏寒肢冷，或小便不畅，淋漓不尽等症。③排除性器官发育不全，或药物引起的阳痿。④实验室检查可见睾酮下降，若同时有LH水平低下者，应作垂体影像学检查以排外垂体或下丘脑异常；可见高泌乳素症，常由垂体病引起，服用雌激素、甲氰咪胍、克罗米酚、酚噻嗪等也可引起泌乳素升高；疑有甲状腺功能者应作甲状腺素水平测定；疑有肾上腺功能异常者应做儿茶酚胺及其代谢物测定。

本病属于中医学"阳痿"的范畴，本病因命门火衰，肝肾亏虚，或因惊恐、抑郁等所致，涉及肝、肾、阳明经。多因房劳过度，或少年误犯手淫，恣情纵欲无度，或早婚，发育不全，先天不足导致精气亏耗；或因恐则伤肾，惊则气下，恐为肾志，猝受惊恐或持久恐惧，太过伤肾，肾气不足导致阳事不振；或因情志不疏，郁怒伤肝，或思想无穷，所愿不随，导致肝气郁结，失其条达之性，进而宗筋失用；或因思虑忧郁，损伤心脾，暗耗心脾气血，久则心脾两虚；或因饮食不节，脾胃受伤，运化失职，积湿成热，湿热积聚，下注肝经致使宗筋驰纵不收。治疗上，若以命门火衰为主者，应填精益髓，温肾壮阳；若以惊恐伤肾为主者，应宁神补肾，升清振痿；若以肝气郁结为主者，应疏肝解郁，通络振痿；若以心脾两虚为主者应补益心脾；若以肝经湿热为主者，应清化湿热，泻肝利胆。

❀ 补肾活血汤

淫羊藿30g　菟丝子15g　女贞子15g　金樱子15g　狗脊10g　麻

黄2g　蜈蚣2条　水蛭10g　三七粉3g（冲服）　红花12g　蒲黄10g
（包煎）　川芎10g　枳壳10g

【用法】水煎服，每日2次，日1剂。同时配合控制饮食，加强锻炼，给予二甲双胍0.5g，口服，2次/天。

【功效】补肾活血，助阳。

【适应证】**糖尿病性勃起障碍（肾虚血瘀型）**。症见：排除了器官发育不全或药物引起的阳痿，具有糖尿病症状，空腹血糖大于等于7.0mmol/L，2次以上；具有糖尿病症状，任意时间血糖大于或等于11.1mmol/L；空腹血糖低于7.8mmol/L，疑有糖尿病者应接受75g葡萄糖耐量试验，服糖后2小时血糖大于或等于11.1mmol/L。

【临证加减】腰酸膝困者加桑寄生、炒杜仲等；双下肢无力、膝软加怀牛膝、白芍、木瓜等；失眠、多梦加酸枣仁、夜交藤、生龙骨、生牡蛎等；形寒肢冷加炮附子、干姜、肉桂、鹿角霜等；气短、乏力、多汗加黄芪、山茱萸、五味子等；头晕胀闷加菊花、黄精、代赭石等；阴囊潮湿加巴戟天、黄柏、苍术等。

【疗效】39例患者中，临床治愈3例，显效15例，有效19例，无效2例，总有效率为95%。

【来源】刘爱华，赵鸿亮. 补肾活血汤治疗糖尿病阳痿30例临床观察. 中医中药，2008，（25）：88

涤痰化瘀振痿汤

制半夏10g　制南星10g　竹茹15g　枳实15g　猫爪草10g　秦艽15g　鸡血藤10g　桃仁10g　肉桂3g　枸杞子15g　菟丝子20g（包煎）　淫羊藿20g　蜈蚣2条　乌梅3g　炙甘草5g

【用法】水煎服，每日2次，日1剂。

【功效】补肾助阳，行气涤痰。

【适应证】**肥胖症、阴茎勃起功能障碍（痰瘀阻络型）**。症见：面色晦暗、神疲乏力、形体肥胖、行动笨拙、胸膈痞满、痰涎壅盛、头晕肢麻、畏寒、阳事不举，舌暗，苔白腻，脉细弱。

【临证加减】服用7剂后，胸闷、痰涎、畏寒减轻，二便通调，可加白术10g，泽泻30g，黄芪20g，当归10g，木香15g，再服用14剂后，面色润泽，肢麻、畏寒消失，体重减轻，阳事渐兴，则去肉桂、制南星。体重减至正常后，阳事恢复正常。

【疗效】治疗3例，均有效，有效率为100%。

【来源】周宝宽，周探. 辨证论治肥胖症致阳痿验案. 中国性科学，2012，(4)：34

二仙白芷汤

仙茅15g　淫羊藿15g　蛇床子15g　熟地黄15g　怀牛膝15g　白芷30g　小茴香10g　柴胡10g　当归10g　川芎10g　蜈蚣2条

【用法】水煎服，每日2次，日1剂。

【功效】补肾助阳，疏肝解郁。

【适应证】**阴茎勃起功能障碍（肾虚肝郁型）**。症见：神疲乏力，喜叹息，畏寒，阳事不举，舌暗，苔白腻，脉弦细。

【临证加减】伴阳虚者加巴戟天15g，菟丝子15g；阴虚火旺者加黄柏12g，牡蛎15g；肝气郁结者加郁金、佛手各10g；湿热下注者加车前子15g，黄芩12g，泽泻10g；气虚明显者加黄芪30g，太子参20g。

【疗效】治疗38例，显效8例，有效21例，无效9例，总有效率为76.32%。

【来源】徐首航. 二仙白芷汤治疗阳痿38例. 2012，(9)：642

回春丹

生地30g　熟地30g　山萸肉12g　肉桂10g　茯苓30g　淫羊藿40g　仙茅15g　川断20g　黄柏10g　枸杞子20g　寄生40g　牛膝20g　阳起石20g　巴戟天12g　杜仲12g　乌梅20g

【用法】水煎服，每日2次，日1剂。

【功效】疏肝益肾，健脾养心。

【适应证】**心理性阴茎勃起功能障碍（肝肾阴虚型）**。症见：性欲低落、交合不能、神疲乏力、腰膝酸软、头晕纳差、大便时干时稀，夜寐不安，失眠愁虑、耳鸣如蝉，阳事不举，舌淡红，苔薄腻，脉弦细。

【临证加减】腰酸膝困者加狗脊等；双下肢无力、膝软加五加皮、木瓜等；失眠、多梦加酸枣仁、夜交藤等；气短、乏力、多汗加黄芪、五味子等；

头晕胀闷加菊花、黄精等；阴囊潮湿加知母、苍术等。

【疗效】治疗22例，治愈21例，好转1例，无效0例，总有效率为100%。

【来源】李桂民，谢松波. 回春丹治疗心理性阳痿22例. 中国现代药物应用，2009，（5）：104

加味萆薢汤

萆薢10g　牛膝10g　杭白芍15g　肉苁蓉10g　王不留行10g　黄柏15g　生甘草6g

【用法】水煎服，每日2次，日1剂。

【功效】补肾助阳，清利湿热。

【适应证】**前列腺炎导致的阴茎勃起功能障碍（湿热下注型）**。症见：神疲乏力、伴腰膝酸软，阴囊潮湿，纳差，小便频数，淋沥不尽，部分伴有会阴部胀痛不适，阳事不举，舌胖大，苔黄腻，脉滑数。

【临证加减】肝郁肾虚者加柴胡、川楝子、菟丝子、金毛狗脊；命门火衰者加淫羊藿、锁阳、阳起石；肾精不足者加枸杞子、熟地黄、巴戟天、仙茅、淫羊藿；脾肾两虚者加茯苓、山药、山茱萸；肾气虚者加黄芪；肾气虚伴湿热下注或下焦湿热余邪未清者加栀子、龙胆草、苍术；前列腺液有红细胞者加茜草、牡丹皮；卵磷脂小体减少者加熟地黄、黄柏。

【疗效】治疗20例，治愈10例，显效4例，有效4例，无效2例。总有效率为90%。

【来源】刘新华. 加味萆薢汤治疗前列腺炎所致阳痿20例体会. 医学创新研究，2008，（9）：161

加味龙胆泻肝汤

龙胆草10g　栀子10g　泽泻8g　蜈蚣2条　木通8g　车前子8g
当归10g　柴胡10g　生地黄10g　甘草3g

【用法】水煎服，每日2次，日1剂。

【功效】补肾助阳，清肝泻火。

【适应证】**阴茎勃起功能障碍（湿热下注型）**。症见：尿频尿急，尿沥不尽，阴囊潮湿，神疲乏力，阳事不举，舌体胖大，苔黄腻，脉滑数。

【临证加减】双下肢无力、膝软加怀牛膝、木瓜等；失眠、多梦加酸枣仁、夜交藤、淡竹叶等；气短、乏力、多汗加黄芪、白术等；阴囊潮湿加四季青、白茅根、白术、苍术等。

【疗效】治疗40例，治愈6例，显效15例，好转15，无效4例，总有效率为90%。

【来源】谭万顺. 加味龙胆泻肝汤治疗湿热型阳痿病40例. 云南中医中药杂志，2008，(2)：62

加味阳起汤

阳起石 12g

【用法】水煎服，每日2次，日1剂。

【功效】扶阳固肾，助阳勃起。

【适应证】**阴茎勃起功能障碍（肾阳虚型）**。症见：阴茎不能正常勃起，性交失败率大于75%。

【临证加减】肝气郁滞者加柴胡、香附、白芍各12g；肝经湿热者加龙胆草、栀子、黄柏各12g；心脾两虚者加人参、白术、山药、酸枣仁、龙眼肉各9g；肾阳虚衰者加菟丝子、熟地、补骨脂各12g；阴虚火旺者加熟地、知母、牛膝、黄柏各12g；瘀血阻络者加桃红四物汤；寒滞肝脉者加吴茱萸、炮姜各9g，肉桂3g；惊恐伤肾者加酸枣仁、茯神、五味子、生牡蛎、生龙骨各9g。

【疗效】治疗200例，治愈180例，好转20例，无效0例，总有效率为100%。

【来源】贪熙章. 加味阳起汤治疗阳痿. 家庭科技，2009，(4)：18

解郁活血起痿汤

刺蒺藜15g 枳壳10g 郁金10g 川芎10g 丹参15g 桂枝10g 当归15g 蜈蚣1条 淫羊藿10g 锁阳10g

【用法】水煎服，每日2次，日1剂。

【功效】补肾助阳，疏肝解郁。

【适应证】**糖尿病性阴茎勃起功能障碍（肝郁血瘀型）**。症见：青壮年男子型性交时，由于阴茎不能有效的勃起，而致性交机会75%以上不能进行，即可诊断阳痿，且阳痿在糖尿病之后。阳痿的程度分为重、中、轻三度。重度：3个月不能完成性交，性交成功率为0；中度：3个月性交成功率小于10%；轻度：3个月性交机会中有10%～25%能成功。排除了确诊的血管性阳痿、药物性阳痿以及配偶有严重器质性疾病的患者，并且排除了患有严重心肝肾直肠疾病及精神疾病的患者。

【临证加减】服药同时应控制血糖，空腹血糖＜7mmol/L，餐后血糖＜10mmol/L。腰酸膝困者加桑寄生、炒杜仲等；双下肢无力、膝软加怀牛膝、白芍、木瓜等；失眠、多梦加酸枣仁、夜交藤等；气短、乏力、多汗加黄芪、防风等；头晕胀闷加菊花、代赭石等；阴囊潮湿加黄柏、苍术等。

【疗效】治疗32例，治愈6例，有效22例，无效4例，总有效率为87.5%。

【来源】胡天赤，卢太坤. 疏肝活血起痿汤治疗糖尿病性阳痿36例临床观察. 中医药通报，2010，(6)：43

龙胆泻肝汤合起阴汤

龙胆草8g　柴胡12g　黄芩12g　栀子10g　泽泻10g　车前子12g　当归15g　人参10g　黄芪20g　白术10g　肉桂6g　熟地20g　山茱萸10g　五味子10g　巴戟天10g

【用法】水煎服，每日2次，日1剂。

【功效】补肾助阳，清肝泻火。

【适应证】阴茎勃起功能障碍（湿热下注型）。症见：阴茎萎软，不能勃起或虽然能勃起而不坚硬，或勃起时间很短，使阴茎不能插入阴道，或虽能插入阴道但很快萎软。并见精神抑郁、恼怒、口干、口苦、阴痒、阴囊潮湿、疲乏无力、畏寒肢冷、腰膝酸软、精神不振、易汗出、舌苔白腻或黄白相兼、脉沉或弦而无力。

【临证加减】腰酸膝困者加桑寄生、炒杜仲等；双下肢无力、膝软加怀牛膝、白芍、木瓜等；失眠、多梦加酸枣仁、夜交藤等；气短、乏力、多汗加黄芪、防风等；头昏胀闷加菊花、代赭石等；阴囊潮湿加黄柏、苍术等。

【疗效】治疗60例，治愈20例，好转34例，无效6例，总有效率为90%。

【来源】张爱国. 龙胆泻肝汤合起阴汤治疗阳痿60例临床疗效. 承德医学院学报，

2010，（27）：391

🪷 少腹逐瘀汤加味

柴胡 10g　制香附 10g　乌药 10g　桃仁 10g　九香虫 10g　川芎 15g　当归 15g　赤芍 15g　川牛膝 15g　淫羊藿 15g　肉苁蓉 15g　补骨脂 15g　丹参 30g　黄芪 30g　水蛭 5g

【用法】水煎服，每日 2 次，日 1 剂。

【功效】活血化瘀，补肾助阳。

【适应证】**糖尿病性阴茎勃起功能障碍（肾虚血瘀型）**。症见：阴茎萎软，不能勃起或虽然能勃起而不坚硬，或勃起时间很短，使阴茎不能插入阴道，或虽能插入阴道但很快萎软。并见精神抑郁、恼怒、口干、口苦、阴痒、阴囊潮湿、疲乏无力、畏寒肢冷、腰膝酸软、精神不振、易汗出、舌苔白腻或黄白相兼，脉沉或弦而无力。

【临证加减】服药同时应控制血糖，空腹血糖 <6.1mmol/L，餐后血糖应 <7.8mmol/L。腰酸膝困者加桑寄生、炒杜仲等；双下肢无力、膝软加白芍、木瓜等；失眠、多梦加酸枣仁、夜交藤等；气短、乏力、多汗加山茱萸、五味子等；头昏胀闷加菊花、黄精、代赭石等；阴囊潮湿加黄柏、苍术等。

【疗效】治疗 40 例，治愈 3 例，显效 15 例，好转 20，无效 2 例，总有效率为 95.0%。

【来源】魏建红，张志忠. 少腹逐瘀汤加味治疗糖尿病阳痿病 40 例. 浙江中医杂志，2011，（5）：346

🪷 疏肝振痿汤

柴胡 10g　郁金 10g　刺蒺藜 10g　川芎 10g　黄芪 15g　枸杞子 10g　菟丝子 10g　淫羊藿 10g　巴戟天 10g　当归 10g　白芍 10g　蜈蚣 2 条　甘草 5g

【用法】水煎服，每日 2 次，日 1 剂。

【功效】活血化瘀，疏肝解郁，补肾助阳。

【适应证】**功能性阴茎勃起功能障碍（肝郁血滞型）**。症见：阴茎萎软，不能勃起或虽然能勃起而不坚硬，或勃起时间很短，使阴茎不能插入阴道，或虽能插入阴道但很快萎软。并见精神抑郁、恼怒，口干、口苦，阴痒、阴囊潮湿、疲乏无力、畏寒肢冷、腰膝酸软、精神不振，易汗出，舌体暗，舌苔白腻或黄白相兼，脉弦或涩而无力。

【临证加减】肝郁化火者加牡丹皮 10g，栀子 10g；心神受扰者加酸枣仁 10g，远志 10g；气郁血滞者加丹参 15g，桃仁 10g；肾阳不足者加肉苁蓉 10g，锁阳 10g；肾阴虚者加女贞子 10g，龟板 10g；肝郁及脾者加白术 10g，党参 10g。

【疗效】治疗 67 例，治愈 47 例，显效 7 例，有效 8 例，无效 5 例，总有效率为 92.54%。

【来源】夏晓峰. 疏肝振痿汤治疗功能性阳痿 67 例. 中国民间疗法，2009.（11）：26

🪷 仙鹿兴痿汤

　　　阳起石 18g　淫羊藿 18g　巴戟天 9g　肉苁蓉 12g　锁阳 12g　补骨脂 9g　覆盆子 12g　鹿衔草 12g　枸杞子 15g　山茱萸 12g　五味子 9g　女贞子 12g

【用法】水煎服，每日 2 次，日 1 剂。

【功效】温肾助阳，补肾填精。

【适应证】**功能性阴茎勃起功能障碍（肾阳虚衰型）**。症见：青壮年男性，性生活时阴茎不能勃起，或勃起而不坚硬，不能正常进行性生活。多有房事太过，或青少年期多犯手淫史，伴腰膝酸软，面色淡白，神疲乏力等症。排除器质性阳痿。

【临证加减】形寒肢冷者加附子、鹿角胶；气血双虚者加黄芪、制何首乌；惊恐者加远志、酸枣仁；肝郁不疏者加郁金、香附；下焦湿热重用虎杖。

【疗效】治疗 116 例，治愈 49 例，显效 37 例，有效 20 例，无效 9 例，总有效率为 92.2%。

【来源】李军. 仙鹿兴痿汤治疗功能性阳痿 116 例. 实用中医药杂志，2012，（10）：849

🪷 逍遥散加减

　　　白芍 60g　当归 40g　甘草 15g　柴胡 15g　蜈蚣 2 条　香附 12g

菟丝子 12g　枳壳 10g　淫羊藿 10g　露蜂房 9g

【用法】水煎服，每日 2 次，日 1 剂。

【功效】疏肝解郁，温肾助阳。

【适应证】**功能性阴茎勃起功能障碍（肝郁肾虚型）**。症见：阴茎萎软，不能勃起或虽然能勃起而不坚硬，或勃起时间很短，使阴茎不能插入阴道，或虽能插入阴道但很快萎软。并见精神抑郁、恼怒，口干、口苦，阴痒、阴囊潮湿，疲乏无力、畏寒肢冷、腰膝酸软，精神不振、易汗出，舌苔白腻或黄白相兼，脉沉或弦而无力。

【临证加减】偏肾阳虚者加巴戟天、肉苁蓉、鹿角霜、仙茅；偏肾阴虚者加枸杞子、首乌、熟地；肝郁化火者加丹皮、栀子；心脾两虚者加黄芪、党参、白术；湿热下注加土茯苓、野菊花、蛇床子；兼瘀滞者加红花、川芎、桃仁。

【疗效】治疗 123 例，治愈 87 例，显效 20 例，好转 7，无效 9 例，总有效率为 92.4%。

【来源】郭国让. 逍遥散加减治疗阳痿 123 例. 中国中医药咨询，2011，(10)：319

🪷 阳痿汤

仙茅 15g　露蜂房 15g　淫羊藿 15g　覆盆子 20g　山萸肉 20g　枸杞子 20g　熟地 20g　蜈蚣（焙干研末冲服）1 条

【用法】水煎服，每日 2 次，日 1 剂。

【功效】温肾通阳。

【适应证】**阴茎勃起功能障碍（肾虚肝郁型）**。症见：阴茎萎软，不能勃起或虽然能勃起而不坚硬，或勃起时间很短，使阴茎不能插入阴道，或虽能插入阴道但很快萎软。并见精神抑郁、恼怒，口干、口苦，疲乏无力、腰膝酸软、精神不振，舌红，苔少，脉沉或细而无力。

【临证加减】腰酸膝困者加桑寄生、炒杜仲等；肾精不足可加桑葚子、菟丝子等；阴囊潮湿加黄柏、苍术等。

【疗效】治疗 35 例，治愈 12 例，显效 9 例，有效 11 例，无效 3 例，总有效率 91.43%。

【来源】马朝辉. 阳痿汤治疗阳痿 35 例. 基层医学论坛，2009，(1)：50

🌸 王母桃汤

白术 15g 熟地 10g 枸杞子 10g 何首乌 10g 巴戟天 10g 蜈蚣 3g 黑蚂蚁 3g

【用法】水煎服，每日 2 次，日 1 剂。

【功效】温肾助阳。

【适应证】**糖尿病性阴茎勃起功能障碍（肾虚血瘀型）**。症见：阴茎萎软，不能勃起或虽然能勃起而不坚硬，或勃起时间很短，使阴茎不能插入阴道，或虽能插入阴道但很快萎软。并见精神抑郁、恼怒，口干、口苦，阴痒、阴囊潮湿，疲乏无力、畏寒肢冷、腰膝酸软，精神不振、易汗出，舌苔白腻或黄白相兼，脉沉或弦而无力。

【临证加减】服用本药时，应使用胰岛素将血糖控制平稳，空腹血糖 < 6.01mmol/L，餐后血糖 < 7.8mmol/L。腰酸膝困者加桑寄生、炒杜仲等；双下肢无力、膝软加白芍、木瓜等；失眠、多梦加酸枣仁、夜交藤等；气短、乏力、多汗加山茱萸、五味子等；头晕胀闷加菊花、黄精、代赭石等；阴囊潮湿加黄柏、苍术等。

【疗效】治疗 40 例，治愈 16 例，显效 11 例，有效 9 例，无效 4 例，总有效率为 90%。

【来源】王健. 王母桃汤治疗糖尿病性阳痿 40 例. 现代中西医结合杂志，2009，(6)：634

🌸 张氏振阳汤

仙茅 6g 急性子 6g 肉苁蓉 6g 韭菜子 6g 甘草 6g 蜈蚣 6g 生水蛭 6g 当归 18g 黄芪 60g 淫羊藿 60g 肉桂 4g 丁香 4g 川椒 4g 蜻蜓 4g 丹参 10g 红景天 6g 柴胡 12g 石菖蒲 15g

【用法】水煎服，每日 2 次，日 1 剂。

【功效】活血化瘀，补肾助阳。

【适应证】**阴茎勃起功能障碍（肾虚肝郁型）**。症见：阴茎萎软，不能勃起或虽然能勃起而不坚硬，或勃起时间很短，使阴茎不能插入阴道，或虽能插入阴道但很快萎软。并见精神抑郁、恼怒，口干、口苦，阴痒、阴囊潮湿，疲乏无力、畏寒肢冷、腰膝酸软，精神不振、易汗出，舌苔白腻或黄白相兼，脉沉或弦而无力。

【疗效】治疗35例，治愈18例，好转15例，无效2例，总有效率为85.6%。

【来源】李泉. 张氏振阳汤治疗阳痿有良效. 浙江中医杂志，2011，（5）：36

振阳回春汤加味

　　阳起石20g　蜈蚣1条　巴戟天10g　淫羊藿10g　益智仁10g　生地10g　五味子10g　王不留行10g　川芎10g　枸杞子15g

【用法】水煎服，每日2次，日1剂。

【功效】疏肝化瘀，补肾助阳。

【适应证】**阴茎勃起功能障碍（肝肾亏虚型）**。症见：阴茎萎软，不能勃起或虽然能勃起而不坚硬，或勃起时间很短，使阴茎不能插入阴道，或虽能插入阴道但很快萎软。并见精神抑郁、恼怒，口干、口苦，阴痒、阴囊潮湿、疲乏无力、畏寒肢冷、腰膝酸软，精神不振、易汗出，舌苔白腻或黄白相兼，脉沉或弦而无力。

【临证加减】肾阳虚明显加黄狗脊、补骨脂、菟丝子；肾阴虚明显加女贞子、旱莲草；肝气郁结者加柴胡、香附、郁金、白芍；有血瘀征象者加水蛭、牛膝。

【疗效】治疗50例，治愈5例，显效14例，有效27例，无效4例，总有效率为92%。

【来源】张新平. 振阳回春汤为主治疗抗精神病药物性阳痿50例. 山西中医，2009，（7）：16

助兴汤

　　鹿角胶10g（烊化）　淫羊藿10g　当归10g　川芎10g　枸杞子30g　丹参30g　合欢皮30g　山茱萸15g　白芍15g　蜈蚣2条　茯苓20g

【用法】水煎服，每日2次，日1剂。

【功效】疏肝化瘀，温肾助阳。

【适应证】**功能性阴茎勃起功能障碍（肝肾亏虚型）**。症见：阴茎萎软，不能勃起或虽然能勃起而不坚硬，或勃起时间很短，使阴茎不能插入阴道，或虽能插入阴道但很快萎软。并排除了器质性病变。

【临证加减】命门火衰者加制附子5g，肉桂8g；心脾两虚者加党参10g，黄芪20g，龙眼肉10g；阴虚火旺者去蛇床子、淫羊藿，加生地黄20g，龟甲10g（先煎），黄柏6g；肝气郁结者加柴胡10g，佛手10g，青皮8g；湿热下注者去蛇床子、山茱萸，加龙胆草10g，黄柏10g，车前子12g；惊恐伤肾者加生龙骨30g（先煎），远志10g，菖蒲10g。

【疗效】治疗74例，治愈27例，显效31，有效11例，无效5例，总有效率为93.3%。

【来源】张钧. 自拟助兴汤治疗功能性阳痿. 家庭科技，2009，（2）：18

🌸 疏肝活血汤

　　淫羊藿30g　当归15g　牛膝15g　枸杞子15g　菟丝子15g　郁金12g　白芍12g　桃仁10g　地龙10g　柴胡9g

【用法】水煎服，每日2次，日1剂。

【功效】疏肝活血，补肾助阳。

【适应证】阴茎勃起功能障碍（肝郁血瘀型）。症见：阴茎萎软，不能勃起或虽然能勃起而不坚硬，或勃起时间很短，使阴茎不能插入阴道，或虽能插入阴道但很快萎软。并见精神抑郁、恼怒，口干、口苦，阴痒、阴囊潮湿，疲乏无力、畏寒肢冷、腰膝酸软，精神不振、易汗出，舌苔白腻或黄白相兼，脉沉或弦而无力。

【临证加减】肾阳虚甚者加肉桂、仙茅等；肾阴虚者加生地、女贞子等；脾胃虚弱者加党参、山药等；遗精者加覆盆子、五味子等；腰膝酸软者加寄生、狗脊等；失眠多梦者加枣仁、夜交藤等；气短乏力、多汗者加党参、黄芪等；纳差腹胀便溏者加砂仁、陈皮等；湿热者加龙胆草、黄柏等；精神抑郁者加合欢皮等；易怒者加龙胆草、栀子等。

【疗效】治疗42例，治愈12例，好转13例，有效10例，无效7例，总有效率为83.3%。

【来源】吴礼波. 自拟疏肝活血汤治疗阳痿42例疗效观察. 临床合理用药，2012，（2）：79

疏肝化瘀汤

　　柴胡 9g　香附 9g　白芍 9g　薄荷 6g　赤芍 15g　桃仁 10g　地龙 9g　水蛭 6g　枳壳 9g　陈皮 6g　淫羊藿 9g　甘草 6g

【用法】水煎服，每日 2 次，日 1 剂。

【功效】疏肝化瘀，补肾助阳。

【适应证】**阴茎勃起功能障碍（肝郁血瘀型）**。症见：阴茎萎软，不能勃起或虽然能勃起而不坚硬，或勃起时间很短，使阴茎不能插入阴道，或虽能插入阴道但很快萎软。并见精神抑郁、恼怒，口干、口苦，阴痒、阴囊潮湿，疲乏无力、畏寒肢冷、腰膝酸软，精神不振、易汗出，舌体胖大，或暗，舌苔白腻或黄白相兼，脉沉或弦而无力。

【临证加减】肾阳虚明显加补骨脂、菟丝子；肾阴虚明显加女贞子、旱莲草；肝气郁结者加郁金、川芎；有血瘀征象者加牛膝。

【疗效】治疗 36 例，治愈 31 例，显效 3 例，有效 1 例，无效 1 例，总有效率为 97.22%。

【来源】肖珍荣. 自拟疏肝化瘀汤治疗肝郁血瘀型阳痿 36 例临床观察. 福建中医药大学学报，2010，(6)：55

祛瘀治痿汤

　　当归 15g　丹参 10g　川芎 10g　怀牛膝 12g　红花 6g　水蛭 3g　虻虫 3g　益母草 20g　黄精 10g　酸枣仁 12g　柴胡 10g　香附 6g

【用法】水煎服，每日 2 次，日 1 剂。

【功效】祛瘀活血，益精补肾。

【适应证】**阴茎勃起功能障碍（肾精亏虚型）**。症见：阴茎萎软，不能勃起或虽然能勃起而不坚硬，或勃起时间很短，使阴茎不能插入阴道，或虽能插入阴道但很快萎软。

【临证加减】腰酸膝困者加桑寄生、炒杜仲等；双下肢无力、膝软加白芍、木瓜等；失眠、多梦加酸枣仁、夜交藤等；气短、乏力、多汗加山茱萸、五味子等；头昏胀闷加菊花、黄精、代赭石等；阴囊潮湿加黄柏、苍术等。

【疗效】治疗 52 例，治愈 36 例，显效 13 例，无效 4 例，总有效率为 92.3%。

【来源】王新明，王晔．自拟祛瘀治痿方治疗阳痿 52 例疗效观察．中医药导报，2009，（4）：40

第二节 阴茎异常勃起

阴茎异常勃起（强中、阳强）是指阴茎无故而持续性勃起坚硬，久久不痿软而精液自泄的病症。

本病诊断要点：阴茎易举，或久举不衰；轻者阴茎举而不甚久，重者勃起坚强，久久不痿软，触之则痛，甚则数天累月，乃至肿痛变色，愈后较差，或伴精流不止。

阴茎异常勃起属于中医学"阳中"、"阳强"的范畴，又称为内消、妒精、阴纵、阳强不倒等。一般认为是房事过度，肾阴耗损，阳气亢盛或湿热下注；或过服壮阳之品；或跌打损伤，瘀血停积阴部而致。青壮年多为实证，病位在肝；老年或病弱之人多虚证，病位在肾，本虚标实当为肾虚肝实，本病多责之于肝肾。常因肝胆火旺，湿热下注，血脉瘀阻，阴茎纵长；或因肝气郁结，情志不畅，肝之疏泄功能异常，人体血量不能正常调节，或郁而化火，下扰宗筋，或热盛阴伤，筋脉拘挛，阳强不倒；或因交会无制，阴精亏损，则相火易动，或好酒、恣食辛辣厚味，痰火内灼，暗耗真阴，充斥肝经不解，阳坚不痿；或因房事不节，纵欲无度，或过食壮阳之物，肝肾阴液亏损，阳亢而相火易动；或因外伤或久病不愈，血瘀脉络，死血难去，阴茎脉络受损，血流失畅而肿胀疼痛不倒。

本病辨证论治，临床所见多实少虚，但不可认为本病皆为实证。又因本病主要为肝肾二经病患，临症又当详析，青壮年病人，病偏于肝，多为实证，年老或体弱病人，病偏于肾，多为虚证。辨证按急性期和慢性期论治，急性期多为实证，常见证型有湿热下注、阴虚阳亢、败精阻窍、瘀血阻络四个证型，以阴虚阳亢为主症者，治疗应滋阴泻火，益肾潜阳治疗；以湿热下注为主症者，治疗应清热利湿，泻火通络；以败精阻窍为主症者，治疗应通精化浊，泻火通络；以瘀血阻络为主症者，治疗应活血化瘀，益肾荣筋。

泻肝滋肾汤

龙胆草20g　白芍15g　山药15g　山茱萸15g　生地黄15g　熟地黄15g　泽泻10g　柴胡10g　知母10g　黄柏10g　磁石（先煎）30g　王不留行12g　炙甘草12g

【用法】水煎服，每日2次，日1剂。

【功效】清肝泻火，滋阴补肾。

【适应证】**阴茎异常勃起（肝火偏亢型）**。症见：阴茎无明显诱因出现阴茎自行勃起，坚硬异常，久不萎软，甚者房事3～4个小时阳强不倒，无性高潮出现，直至疲惫而罢，房后则精液自出，伴少腹、睾丸胀满不适，烦躁易怒，失眠少寐，第二天晨起腰酸腿软。

【临证加减】阴虚较甚者加沙参、枸杞子；肝火偏旺者加黄芩、栀子；血瘀明显者加桃仁、穿山甲；痛甚者加延胡索、荔枝核；湿重者加木通、滑石；肝郁明显者加香附、川楝子。

【疗效】治疗8例患者中，痊愈（临床症状全部消失，1年后随访无复发）8例，无效0例，总有效率为100%。

【来源】潘秉，张红红. 泻肝滋肾汤治疗强中8例，新中医，1999，(8)

大补阴丸

熟地30g　知母10g　黄柏15g　龟板20g　鳖甲20g　牛膝10g　丹参30g　炮穿山甲6g　桃仁10g　琥珀6g　丹皮10g　柴胡10g　玄参15g

【用法】水煎服，每日2次，日1剂。

【功效】滋阴潜阳，活血化瘀。

【适应证】**阴茎异常勃起（阴虚阳亢，气滞血瘀型）**。症见：阴茎无明显诱因出现阴茎自行勃起，坚硬异常，久不萎软，甚者房事3～4个小时阳强不倒，无性高潮出现，直至疲惫而罢，房后则精液自出，伴小溲热涩，舌质青紫，苔薄黄，脉弦略数。

【临证加减】湿热重者加路路通30g，滑石30g。

【来源】蒙裕喜，刘泽强. 阳强不倒症1例. 中国医学创新，2010，(22)：186

龙胆泻肝汤加减

龙胆草15g　大黄15g（后下）　黄芩15g　茵陈30g　生地黄15g
山栀子15g　车前子10g　木通6g　泽泻10g　柴胡15g　当归10g　甘
草6g　蜈蚣2条　王不留行20g

【用法】水煎服，每日2次，日1剂。

【功效】清肝泻火，滋阴补肾。

【适应证】**阴茎异常勃起（肝胆湿热型）**。症见：阴茎无明显诱因出现阴
茎自行勃起，坚硬异常，久不萎软，甚者房事3～4个小时阳强不倒，无性高
潮出现，直至疲惫而罢，房后则精液自出，伴少腹、睾丸胀满不适，烦躁易
怒，失眠少寐，第二天晨起腰酸腿软。

【临证加减】阴虚较甚者加沙参、枸杞子；肝火偏旺者加黄芩、栀子；血
瘀明显者加桃仁、穿山甲；痛甚者加延胡索、荔枝核；湿重者加木通、滑石；
肝郁明显者加香附、川楝子。

【来源】陈振念，苏文桂. 龙胆泻肝汤加减治疗阴茎异常勃起7天1例报道. 广西
中医药，2009，(6)：19

逍遥散

柴胡10g　白芍20g　当归15g　白术10g　茯苓30g　薄荷20g
炙甘草6g　丹皮10g　栀子10g　车前子30g（包煎）　龙胆草10g
茵陈30g

【用法】水煎服，每日2次，日1剂。

【功效】清肝泻火，滋阴补肾。

【适应证】**阴茎异常勃起（肝脾两虚型）**。症见：阴茎无明显诱因出现阴
茎自行勃起，坚硬异常，久不萎软，甚者房事3～4个小时阳强不倒，无性高
潮出现，直至疲惫而罢，房后则精液自出，伴少腹、睾丸胀满不适，烦躁易
怒，失眠少寐，第二天晨起腰酸腿软。

【来源】王林. 逍遥散新用. 内蒙古中医药，2010，(2)：17

滋肾泻火汤

熟地40g　天冬15g　玄参15g　白芍15g　磁石30g　酒大黄10g

盐黄柏 30g　甘草 10g

【用法】水煎服，每日 2 次，日 1 剂。

【功效】滋阴泻火。

【适应证】**阴茎异常勃起（阴虚阳亢型）**。症见：阴茎易举，举而难倒，然行交媾，又即时泄精，精泄之后，随又兴举，伴性欲亢进，心烦少寐，头晕目眩，腰膝酸软，五心烦热，咽干口燥，舌红苔少，脉弦细数。

【来源】石志超. 阳强辨治. 辽宁中医杂志, 1994, (6)：260

🪷 水蛭化瘀汤

炙水蛭粉 6g　当归 15g　川芎 10g　酒白芍 20g　川牛膝 15g　酒大黄 10g　红花 10g　甲珠 5g　地龙 15g　川断 15g　肉苁蓉 30g

【用法】水煎服，每日 2 次，日 1 剂。

【功效】活血化瘀，益肾荣筋。

【适应证】**阴茎异常勃起（瘀血阻络型）**。症见：阴部或腰骶部外伤后，阴茎异常勃起，肿胀疼痛，腰骶酸痛或刺痛，舌暗紫，脉弦涩。

【来源】石志超. 阳强辨治. 辽宁中医杂志, 1994, (6)：260

🪷 知柏地黄汤加减

熟地 20g　山药 15g　丹皮 10g　泽泻 10g　山萸肉 15g　知母 12g　黄柏 12g　生牡蛎 30g　生龙骨 30g　酸枣仁 30g　白芍 100g

【用法】水煎服，每日 2 次，日 1 剂。

【功效】滋阴补肾，清热安神。

【适应证】**阴茎异常勃起（肝肾亏虚型）**。症见：阴部或腰骶部外伤后，阴茎异常勃起，肿胀疼痛，腰骶酸痛或刺痛，舌暗紫，脉弦涩。

【来源】张岐山. 重用白芍治阳强. 中国民间疗法, 2001, (7)：25

🪷 知柏地黄汤合平阳汤

盐知母 10g　盐黄柏 10g　玄参 10g　地骨皮 10g　丹皮 10g　泽泻 10g　竹茹 10g　生地 12g　女贞子 12g　山萸肉 12g　炒枣仁 30g　肉桂 3g　朱砂 3g（冲服）　柴胡 6g　夜交藤 15g

【用法】水煎服，每日2次，日1剂。配合毫针针刺：八髎（上、次、中、下任选一组），肾俞、命门、志室、太溪、三阴交，平补平泻，留针30分钟。

【功效】滋阴降火，佐以安神。

【适应证】**阴茎异常勃起（肾阴亏虚型）**。症见：阳事易举，举而难倒，梦遗早泄，形体消瘦，齿牙不固，舌红脉细数。

【来源】赵东. 辨证用药施针结合心理调节治疗阳强26例临床观察. 医学信息，2011，（12）：737

济心丹加减

沙参10g　太子参6g　熟地10g　玄参10g　枣仁10g　丹皮10g　炒枣仁30g　茯苓30g　莲子心12g　石菖蒲12g　远志12g　夜交花12g　黄芪12g　石决明30g　牡蛎30g　淡竹叶6g　辰砂3g（冲服）

【用法】水煎服，每日2次，日1剂。配合毫针针刺：八髎（上、次、中、下任选一组），心俞、内关、大陵、神门、三阴交、涌泉，平补平泻，留针30分钟。

【功效】滋阴养血平肝，宁心安神清火。

【适应证】**阴茎异常勃起（阴血亏虚，心神不宁，兼有肝阳上亢型）**。症见：阳强，阴茎胀痛，身体消瘦，乏力，心烦易怒，心悸怔忡、失眠多梦，舌红无苔，脉细数无力。

【来源】赵东. 辨证用药施针结合心理调节治疗阳强26例临床观察. 医学信息，2011，（12）：738

桂枝加龙牡汤

桂枝12g　炒白芍12g　柏子仁12g　茯神12g　煅龙骨30g　煅牡蛎30g　盐黄柏6g　炙甘草6g　生姜10g　大枣10g　夜交藤15g

【用法】水煎服，每日2次，日1剂。配合毫针针刺：八髎（上、次、中、下任选一组），关元、肾俞、肝俞、心俞、行间、三阴交、百会，平补平泻，留针30分钟。

【功效】调和阴阳，柔肝缓急。

【适应证】阴茎异常勃起（疏泄太过，宗筋痉挛型）。症见：阳事易举，梦交遗精，少腹拘急，发落，眩晕，舌淡，脉微细。

【来源】赵东. 辨证用药施针结合心理调节治疗阳强 26 例临床观察. 医学信息，2011，（12）：738

逍遥散合甘麦大枣汤

柴胡 10g　当归 10g　白芍 10g　石菖蒲 10g　白术 15g　知母 15g　黄柏 15g　甘草 15g　丹参 20g　大枣 20g　茯苓 30g　浮小麦 30g

【用法】水煎服，每日 2 次，日 1 剂。配合毫针针刺：八髎（上、次、中、下任选一组）、心俞、足三里、脾俞、神门，毫针泻法，留针 30 分钟。

【功效】养血疏肝，解痉缓急。

【适应证】阴茎异常勃起（肝郁血虚，经挛脉急型）。症见：阳事易举，心中烦热，盗汗，精神异常。舌红少苔，脉弦细数。

【来源】赵东. 辨证用药施针结合心理调节治疗阳强 26 例临床观察. 医学信息，2011，（12）：738

一贯煎合桃红四物汤

沙参 15g　枸杞子 15g　生地 15g　枣仁 15g　当归 10g　川楝子 10g　桃仁 10g　川芎 10g　赤芍 10g　红花 10g

【用法】水煎服，每日 2 次，日 1 剂。配合毫针针刺：八髎（上、次、中、下任选一组）、太冲、肾俞、肝俞、章门、行间、阴陵泉，毫针泻法，留针 30 分钟。

【功效】柔肝疏郁，行气活血。

【适应证】阴茎异常勃起（阴虚肝郁，气滞血瘀型）。症见：阳事易举，胁腹疼痛，茎中刺痛或茎色瘀紫，咽干口渴，舌紫暗少苔，脉细微或弦数。

【来源】赵东. 辨证用药施针结合心理调节治疗阳强 26 例临床观察. 医学信息，2011，（12）：738

六味地黄汤合交泰丸

川黄连 10g　肉桂 5g　蒸熟地 15g　淮山药 15g　泽泻 15g　丹皮

12g　山茱肉 12g　茯苓 30g　炒枣仁 30g　夜交花 10g

【用法】水煎服，每日 2 次，日 1 剂。配合毫针针刺：八髎（上、次、中、下任选一组），太冲、肾俞、涌泉、心俞、行间、三阴交，平补平泻，留针 30 分钟。

【功效】调和阴阳，交通心肾。

【适应证】**阴茎异常勃起（肝肾阴亏，心肾不交型）**。症见：阳事易举，腰酸腿痛，齿牙不固，头晕目眩，耳鸣眼花，怔忡不宁，夜寝不安，失眠盗汗，梦遗，腿脚痛，舌淡少苔，脉沉细无力。

【来源】赵东. 辨证用药施针结合心理调节治疗阳强 26 例临床观察. 医学信息，2011，（12）：738

桃核承气汤

桃仁 10g　芒硝 10g　大黄 15g　甘草 10g　炙水蛭粉 6g　续断 6g　穿山甲 10g　杜仲 10g

【用法】水煎服，每日 2 次，日 1 剂。

【功效】活血化瘀，益肾通络。

【适应证】**阴茎异常勃起（瘀血阻络型）**。症见：阴茎肿胀，坚硬挺直，皮色青紫，坠痛，触之尤甚；腰骶部及臀部皮肤瘀紫，小便短赤，大便 5 天未解，舌紫暗，苔薄白，脉弦涩。

【来源】来叶根，来优鹏. 阳强的治疗体会. 中医杂志，2001，（6）：341

丹栀逍遥散加减

柴胡 5g　香附 10g　当归 10g　白芍 15g　牡丹皮 15g　栀子 10g　龙胆草 10g　大黄 10g　鳖甲 15g　甘草 10g

【用法】水煎服，每日 2 次，日 1 剂。

【功效】清肝泻火，滋阴软坚。

【适应证】**阴茎异常勃起（肝经实火型）**。症见：阴茎挺举，其色紫红，疼痛灼热，头痛眩晕，面红目赤，口干而苦，急躁易怒，胸胁胀满，舌红绛、苔黄干，脉弦数。

【来源】来叶根，来优鹏. 阳强的治疗体会. 中医杂志，2001，（6）：340

第三节 性欲低下

男性性欲低下又称为性欲减退，是指男子性行为表达水平降低和性活动能力减弱，性欲受到不同程度抑制的状态。长时间在适当刺激下不引起性欲者，称为无性欲。

性欲减退的文献报道男性为 16% ~ 20%，本病是以性生活接受能力和初始性行为水平皆降低为特征的一种状态，表现为成年男子持续或反复地在性幻想和性刺激下，没有性交欲望。本病相当于中医学"阴冷"的范畴。本病的诊断要点是：①性兴趣、性要求明显减少，甚至无性要求。②性交次数或其他性活动明显减少，每月不足 2 次。③性活动中常处于被动地位。④与相应年龄不相适应的性欲低下。⑤性激素检查可有阳性发现，性激素检查血清 FSH、LH、PRL、T、E_2。⑥心因性性欲低下多为暂时性或境遇性，而器质性性欲低下者则多为持续性或顽固性。

性欲低下中医学称为"阴冷"，中医学认为性欲的产生是由神、气、血调和而发，故性欲低下的病位在心、肝、脾、肾；病因为先后天不足、情志内伤、久病体虚、痰湿内盛；基本病机为气郁、痰阻、精亏、气血不足。常因夫妻不睦，精神苦闷，七情内伤，情志抑郁，长期紧张，抑郁不舒等导致肝气郁结；或因先天不足禀赋虚弱，后天失养，色欲过度，精气衰微，过度服用苦寒，肾阳受损；或因思虑过度，心神暗耗，后天失养，气血耗损，长期服药，损伤脾胃等致脾胃失健，化源不足，气血亏虚；或因身体虚弱，谨慎胆小，认识不足，畏惧性交，暴受惊骇，导致心虚胆怯；或因素体虚弱，痰湿内蕴，嗜食肥甘厚味，嗜好烟酒，导致痰浊内阻。治疗上若以肝气郁结为主者应该疏肝解郁；若以肾阳亏虚为主者应该温补命门；若以气血亏虚为主者应该益气养血；若以痰湿壅盛为主者应该燥湿化痰。

❀ 疏活补肾汤

柴胡6g 红花6g 五味子6g 当归10g 白芍10g 茯苓10g 桃仁10g 丹参10g 淫羊藿10g 巴戟天10g 肉苁蓉10g 枸杞子10g

女贞子 10g　黄芪 30g

【用法】水煎服，每日 2 次，日 1 剂。

【功效】疏肝活血，补肾温阳。

【适应证】**性欲低下（肝郁肾虚型）**。症见：成年男性持续至少 3 个月缺乏性兴趣和性活动的要求，并排除了大脑器质性疾病、躯体疾病、酒精或药物所致，排除了其他精神障碍（如精神分裂症）所致；可伴有性激素检测雌二醇升高。

【疗效】40 例患者中，痊愈（性兴趣和性活动要求明显增强）15 例，显效（性兴趣和性活动要求有所增强）21 例，无效（性兴趣和性生活要求无变化）24 例，总有效率为 60%。

【来源】陈代忠，温泉盛. 疏活补肾汤治疗性欲低下 60 例. 浙江中医杂志，2006，(7)：418

🌸 香到春生丹

　　蚯蚓（韭菜地挖出者）7 条　檀香 6g　凤仙子 10g　蝼蛄 7 个苏合香 10g　茶叶 10g　榆树皮 36g

【用法】药物研末，用上好香料制成香，候干备用，每欲行房时将香点燃闻之即可。

【功效】清热解毒，化浊避秽。

【适应证】**性欲低下（肝郁肾虚型）**。症见：成年男性持续至少 3 个月缺乏性兴趣和性活动的要求，并排除了大脑器质性疾病、躯体疾病、酒精或药物所致，排除了其他精神障碍（如精神分裂症）所致；可伴有性激素检测雌二醇升高。

【疗效】治疗 106 例患者中，痊愈（性欲明显增强，性生活正常，快感较好，感幸福美满者）59 例，有效（性欲有所增强）39 例，无效（药后无变化者）8 例，总有效率为 92.45%。

【来源】庞保珍，赵焕云. 春到春生丹治疗性欲低下症 106 例. 河南中医，2004，(2)：10

🌸 孟氏验方

　　苏叶 10g　茯苓 15g　姜半夏 9g　山萸肉 15g　白芍 15g　淫羊藿

15g 炒白术 20g 丹参 15g 桂枝 10g 菟丝子 12g 川牛膝 12g 天麻 6g 蜈蚣 2 条

【用法】水煎服，每日 2 次，日 1 剂。

【功效】清肺养肝，补肾通络。

【适应证】**性欲低下（肺郁肝虚型）**。症见：成年男性持续至少 3 个月缺乏性兴趣和性活动的要求，并排除了大脑器质性疾病、躯体疾病、酒精或药物所致，排除了其他精神障碍（如精神分裂症）所致；可伴有性激素检测雌二醇升高。

【来源】孟令东，焦拥政. 从肺郁论治性欲低下症. 北京中医药，2011，(10)：762

🪷 杨氏经验方

升麻 20g 党参 10g 茯苓 10g 苍术 10g 当归 6g 炒白芍 10g 地龙 10g 蜈蚣 3g

【用法】水煎服，每日 2 次，日 1 剂。

【功效】升阳补陷。

【适应证】**性欲低下（阳陷宗筋，土虚木郁型）**。症见：成年男性持续至少 3 个月缺乏性兴趣和性活动的要求，并排除了大脑器质性疾病、躯体疾病、酒精或药物所致，排除了其他精神障碍（如精神分裂症）所致；可伴有性激素检测雌二醇升高。

【来源】杨金荣. 升麻治疗阴冷阳痿. 中医杂志，2006，(4)：257

🪷 二陈汤

制半夏 15g 橘红 15g 白茯苓 9g 甘草 5g 生姜 5 片 乌梅 1 个

【用法】水煎服，每日 2 次，日 1 剂。

【功效】化痰祛湿，疏通心气。

【适应证】**性欲低下（痰湿扰心型）**。症见：性欲低下、形体肥胖、动则气促，或伴阴缩，舌淡苔腻，脉滑。

【来源】丘勇超，杨槐，陈铭，等. 性欲低下的中西医结合诊断与治疗. 中医性科学，2012，(7)：3

🪷 归脾汤

白术 3g　当归 3g　白茯苓 3g　炒黄芪 3g　远志 3g　龙眼肉 3g　酸枣仁（炒）3g　人参 6g　木香 1.5g　炙甘草 1g　生姜 5 片　大枣 3 枚

【用法】水煎服，每日 2 次，日 1 剂。

【功效】健脾补心，益气养血。

【适应证】**性欲低下（心脾两虚型）**。症见：性欲低下、神倦头晕乏力、健忘多梦、心悸气短、纳呆便溏，面色少华，舌淡齿痕，苔白，脉细弱。

【来源】丘勇超，杨槐，陈铭，等. 性欲低下的中西医结合诊断与治疗. 中医性科学，2012，(7)：3

🪷 逍遥散合通窍活血汤

柴胡 15g　当归 15g　白芍 15g　白术 15g　茯苓 15g　生姜 15g　薄荷 6g　炙甘草 6g　赤芍 3g　川芎 3g　桃仁 9g　红花 9g　老葱 3 根　生姜 9g　红枣 7 个　麝香 1.5g（冲服）

【用法】水煎服，每日 2 次，日 1 剂。

【功效】疏肝活血。

【适应证】**性欲低下（肝郁血瘀型）**。症见：性欲低下、郁郁寡欢、胸胁胀满、精神恍惚，舌淡苔少，脉弦细。

【来源】丘勇超，杨槐，陈铭，等. 性欲低下的中西医结合诊断与治疗. 中医性科学，2012，(7)：3

🪷 左归丸加交泰丸

准熟地 240g　山药（炒）120g　枸杞子 120g　山茱萸 120g　川牛膝（酒洗蒸熟）90g　鹿角胶（敲碎，炒珠）120g　龟板胶（切碎，炒珠）120g　菟丝子（制）120g

【用法】炼蜜丸服，每次 8g，每日 2 次。

【功效】滋阴补肾，交通心肾。

【适应证】**性欲低下（肾阴亏损型）**。症见：性欲低下、形体肥胖、动则气促，或伴阴缩、舌淡苔腻，脉滑。

【来源】丘勇超，杨槐，陈铭，等. 性欲低下的中西医结合诊断与治疗. 中医性科学，2012，(7)：3

❁ 扶命生火丹

鹿茸 10g　附子 10g　肉桂 10g　肉苁蓉 15g　杜仲 12g　熟地 20g　山萸肉 15g　五味子 10g　党参 20g　黄芪 30g　白术 12g

【用法】水煎服，每日 2 次，日 1 剂。

【功效】温补命门。

【适应证】**性欲低下（命门火衰型）**。症见：性欲低下，阴茎自觉寒冷，起病缓慢，精神倦怠，腰膝无力，形寒肢冷，阳痿，遗精。脉滑。

【临证加减】若兼阳痿加淫羊藿 30g，阳起石 10g，蜈蚣 2 条；若兼遗精者加金樱子 30g，芡实 30g。

【来源】沈元良，董汉良. 阴冷、阳痿、早泄的中医辨治. 中医乡村医生杂志，1996，(1)：10

❁ 暖肝煎合椒桂汤

肉桂 10g　川椒 6g　吴茱萸 6g　小茴香 6g　沉香 5g　沉香 5g　台乌药 6g　青皮 10g

【用法】水煎服，每日 2 次，日 1 剂。

【功效】暖肝温经散寒。

【适应证】**性欲低下（命门火衰型）**。症见：性欲低下，阴茎自觉寒冷，伴阴茎及睾丸寒冷、疼痛，甚者内缩，伴少腹冷痛，精神倦怠，腰膝无力，形寒肢冷，阳痿，遗精。脉滑。

【临证加减】若兼身病、武汉者加桂枝 10g，麻黄 10g；伴阴缩者，加蜈蚣 2 条。

【来源】沈元良，董汉良. 阴冷、阳痿、早泄的中医辨治. 中医乡村医生杂志，1996，(1)：10

❁ 龙胆泻肝汤加味

龙胆草 10g　黄芩 12g　焦山栀 12g　柴胡 12g　木通 6g　车前草

12g 泽泻 12g 当归 12g 生地 15g 蜈蚣 2 条

【用法】水煎服，每日 2 次，日 1 剂。

【功效】清利湿热。

【适应证】**性欲低下（肝经湿热型）**。症见：性欲低下，阴茎自觉寒冷、汗出、阴囊湿痒，有臊臭气，伴有两胁胀痛、腹胀、厌食、口苦等症。

【来源】沈元良，董汉良. 阴冷、阳痿、早泄的中医辨治. 中医乡村医生杂志，1996，(1)：10

第四节 早 泄

早泄是指性交时阴茎进入阴道后不久即出现射精。男性在性交时失去控制射精的能力，阴茎插入阴道之前或刚插入即射精，或女性在性交中达到性高潮的频度不足于 50% 时即可定义为早泄。

本病在临床上分为功能性和器质性的两种。本病的诊断要点是：①只要一有性交的意愿或念头马上射精。②准备性交或刚开始性交，即出现射精。③性交不到半分钟，精液即流出。④实验室检查可发现有前列腺炎等泌尿生殖系统的炎症。

中医学认为精之疏泄，虽制于肾，但与心、肝关系密切，早泄的病位在心、肝、脾、肾；病因为先天禀赋不足，后天劳欲太过，饮食不节，情志不遂等，基本病机为脏虚精关不固，湿热扰动精关等。常因平素情志抑郁，日久化热，湿热蕴结，下注阴器，疏泄失常，约束无能而过早射精；或因房事不节，色欲过度，或频繁手淫，竭其阴精，肾精亏耗，肾阴不足，阴亏火旺，相火妄动，精室受扰，固摄无权，而致早泄；或因禀赋素亏，遗精日久，或频繁手淫，或过早结婚，以致肾气虚衰，封藏失固，而致早泄；或因思虑劳倦，损伤心脾，心脾气虚摄敛无权而致早泄。在治疗上，若为相火亢盛者，则宜滋阴降火；若为肾气不固者，则宜益肾固精；若为心脾亏虚者，则宜补益心脾，固摄精气；若为肝经湿热者，则宜清泄湿热；若为肝气郁结者，则宜疏肝理气。

🪷 安神补心汤

牛膝 20g　酸枣仁 30g　茯苓 10g　生地 10g　熟地 10g　山药 10g　柏子仁 10g　丹参 10g　黄连 10g　黄柏 10g　郁金 10g　延胡索 10g　当归 10g　牡蛎 10g　红花 10g

【用法】水煎服，每日 2 次，日 1 剂。同时配合控制饮食，加强锻炼，给予二甲双胍 0.5g，口服，2 次/天。联合针刺（患者采取俯卧式，腰带松开，闭目，全身放松，取穴心俞、肝俞、肾俞、命门、环跳、昆仑、委中。手法应用点、按、揉搓、拍打、震颤等手法。每日 30 ~ 40 分钟，每日 5 次，坚持治疗 1 个月）。

【功效】安神补心，固精。

【适应证】**功能性早泄（心肾不交型）**。症见：在性交时，尚未与女方接触，或阴茎进入阴道后不到 1 分钟，便发生射精，以致不能正常进行性交。尿后淋漓不尽，小便次数多而清，腰膝酸软，四肢不温，手足心热、气短、少寐健忘、头晕目眩、耳鸣、潮热盗汗、舌质红苔黄，脉细弱等。

【临证加减】偏阳虚者加杜仲 10g，补骨脂 10g，肉桂 3g；偏阴虚者加制首乌 10g，枸杞子 10g，知母 6g，炙甘草 3g。

【疗效】46 例患者中，临床治愈 40 例，好转 5 例，无效 1 例，总有效率为 97.8%。

【来源】蔡庆文，梁秀军. 安神补心汤、针刺联合治疗非器质性早泄 46 报告. 齐齐哈尔医学院学报，2012，(2)：478

🪷 莲子益肾摄精汤

莲子 30g　莲须 30g　芡实 30g　生龙骨 30g　生牡蛎 30g　山茱萸 15g　五味子 15g　知母 15g　白芍 15g

【用法】水煎服，每日 2 次，日 1 剂。同时嘱咐夫妇配合阴茎捏挤法，即阴茎勃起后，由女方把拇指放在阴茎系带上，食指与中指放在冠状沟边缘的上下方，轻轻往下捏挤阴茎 4 ~ 20 秒后放开，再刺激、再放开，以缓解射精紧迫感。

【功效】清心定志，固精摄精。

【适应证】**功能性早泄（心肾两虚型）**。症见：在性交时，尚未与女方接触，或阴茎进入阴道后不到 1 分钟，便发生射精，以致不能正常进行性交。尿后淋漓不尽，小便次数多而清，腰膝酸软，四肢不温，手足心热、气短，少寐健忘、头晕目眩、耳鸣、潮热盗汗、舌质红苔黄，脉细弱等。

【临证加减】心肾不交，伴心悸、失眠加百合 10g，夜交藤 15g；肺脾气虚，伴气短、乏力食少者加黄芪 30g，白术 10g；下焦湿热，伴心烦、口渴、尿黄、尿痛加栀子 10g；阴虚火旺，伴五心烦热、阳物易举者加沙参 15g，女贞子 15g；肾阳虚衰，伴肢冷畏寒、阳痿加鹿角胶 10g，紫河车 10g。

【疗效】50 例患者中，显效 32 例，有效 13 例，无效 5 例，总有效率为 90.00%。

【来源】郑昱村，赖坤女. 莲子益肾摄精汤治疗早泄 50 例观察. 实用中医药杂志，2010，（2）：84

🪷 熄风宁神汤

白芍 20g　酸枣仁 20g　茯苓 15g　夜交藤 15g　柴胡 10g　枳实 10g　蝉蜕 10g　防风 10g　钩藤 10g

【用法】水煎服，每日 2 次，日 1 剂。同时嘱咐夫妇配合阴茎捏挤法，即阴茎勃起后，由女方把拇指放在阴茎系带上，食指与中指放在冠状沟边缘的上下方，轻轻往下捏挤阴茎 4 ~ 20 秒后放开，再刺激、再放开，以缓解射精紧迫感。）。

【功效】熄风宁神，固精摄精。

【适应证】**功能性早泄（肝郁风动型）**。症见：在性交时，尚未与女方接触，或阴茎进入阴道后不到 1 分钟，便发生射精，以致不能正常进行性交。

【临证加减】心肾不交，伴心悸、失眠加百合 10g；肺脾气虚，伴气短、乏力食少者加黄芪 30g，白术 10g；下焦湿热，伴心烦、口渴、尿黄、尿痛加黄柏 10g；阴虚火旺，伴五心烦热、阳物易举者加黄柏 10g，沙参 15g；肾阳虚衰，伴肢冷畏寒、阳痿加仙茅 10g，鹿角胶 10g。

【疗效】45 例患者中，显效 27 例，有效 13 例，无效 5 例，总有效率为 88.9%。

【来源】江立军，李波. 熄风宁神汤配合西药治疗早泄疗效例观察. 山西中医，2011，（4）：420

温胆汤加味

半夏9g　陈皮9g　茯苓12g　枳壳12g　竹茹12g　黄连6g　肉桂3g　石菖蒲12g　远志6g　生龙骨30g　生牡蛎30g　甘草6g

【用法】水煎服，每日2次，日1剂。同时应用盐酸帕罗西汀片20mg/天，晚餐前顿服。

【功效】清心定志，固精摄精。

【适应证】**功能性早泄（心虚胆怯型）**。症见：在性交时，尚未与女方接触，或阴茎进入阴道后不到1分钟，便发生射精，以致不能正常进行性交。尿后淋漓不尽，小便次数多而清，腰膝酸软，四肢不温，手足心热、气短、少寐健忘、头晕目眩，耳鸣，潮热盗汗，舌质红苔黄，脉细弱等。

【临证加减】伴肾阳虚者加淫羊藿、巴戟天；伴肾阴虚者加菟丝子、五味子；伴气血虚者加黄芪、当归；伴肝郁者加佛手、郁金。

【疗效】46例患者中，治愈15例，显效19例，有效10例，无效2例，总有效率为95.6%。

【来源】蒋东. 中西医结合治疗早泄46例. 吉林医学，2010，（17）：2652

固精汤

羊藿叶9g　鹿角胶10g（烊化）　熟地12g　天冬12g　盐黄柏12g　五味子10g　煅牡蛎12g　金樱子15g　甘草6g

【用法】水煎服，每日2次，日1剂。同时应用佛西汀20mg/日，每天1次，连用3周。

【功效】补肾固精，滋阴降火，交通心肾。

【适应证】**功能性早泄（肾阳亏虚型）**。症见：在性交时，尚未与女方接触，或阴茎进入阴道后不到1分钟，便发生射精，以致不能正常进行性交。尿后淋漓不尽，小便次数多而清，腰膝酸软，四肢不温，手足心热、气短、少寐健忘、头晕目眩、耳鸣、潮热盗汗、舌质红苔黄，脉细弱等。

【临证加减】伴肝经湿热加柴胡、车前子；伴心脾气虚者加白术、龙眼肉；伴阴虚火旺者加丹皮、泽泻、牛膝；伴肝气郁结者加远志、郁金。

【疗效】30例患者中，治愈15例，显效9例，无效6例，总有效率为80%。

【来源】杨扬. 中西医结合治疗早泄 60 例. 华夏医学，2011，（6）：698

补肾壮阳汤

鹿茸 10g　阳起石 10g　韭菜子 40g　覆盆子 40g　菟丝子 40g　茜草 40g　熟地 40g　锁阳 30g　狗肾 2 个　枣皮 30g　田三七 10g　故子 10g　茯苓 30g　仙茅 20g　龟胶 20g　鹿角胶 20g　海马 40g　熟附片 10g　枸杞子 40g　莲须 10g　巴戟天 20g

【用法】将上药制成粉剂或者丸剂，8g/丸，每次 1 丸，每日 2 次。

【功效】清心定志，固精摄精。

【适应证】**功能性早泄（肾气亏虚型）**。症见：在性交时，尚未与女方接触，或阴茎进入阴道后不到 1 分钟，便发生射精，以致不能正常进行性交。

【疗效】332 例患者中，治愈 249 例，好转 79 例，无效 4 例，总有效率为 99%。

【来源】李成富，张桂芳. 自拟补肾壮阳汤治疗阳痿早泄 332 例疗效观察. 实用中医内科杂志，2005，（6）：546

七子鹿龙汤加味

菟丝子 15g　蛇床子 10g　枸杞子 15g　沙苑子 12g　金樱子 15g　五味子 10g　覆盆子 15g　鹿角胶 25g（或鹿茸 3g）冲服　煅龙骨 15g　煅牡蛎 15g

【用法】水煎服，每日 2 次，日 1 剂。

【功效】补肾固精，滋阴降火，交通心肾。

【适应证】**功能性早泄（肾阳不足型）**。症见：在性交时，尚未与女方接触，或阴茎进入阴道后不到 1 分钟，便发生射精，以致不能正常进行性交。面色少华，腰膝酸软，四肢不温，气短，少寐健忘、头晕目眩、耳鸣、舌质淡红，苔白偏厚，脉沉欠有力。

【临证加减】偏肾气不固者加山萸肉、淫羊藿；偏心脾虚损者加人参、黄芪、芡实；有阴火征象者加知母、黄柏。

【疗效】38 例患者中，治愈 11 例，显效 13 例，有效 9 例，无效 5 例，总有效率为 86.8%。

【来源】王贻方，王克澄. 七子鹿龙汤加味治疗中年继发性早泄38例. 中国中医药信息杂志，2001，（11）：66

知柏地黄丸合天王补心丸

知柏地黄丸组成：知母24g　黄柏24g　茯苓9g（去皮）　山茱萸12g　熟地24g　干山药12g　泽泻9g　丹皮9g

天王补心丸组成：丹参25g　当归50g　石菖蒲25g　党参25g　茯苓25g　五味子50g　麦冬50g　天冬50g　地黄200g　玄参25g　远志（制）25g　酸枣仁（炒）50g　柏子仁50g　桔梗25g　甘草25g　朱砂10g

【用法】知柏地黄丸10粒。同时应用成药天王补心丸，每次10粒，每日3次。

【功效】补肾固精，滋阴降火，交通心肾。

【适应证】**功能性早泄（心肾不交型）**。症见：在性交时，尚未与女方接触，或阴茎进入阴道后不到1分钟，便发生射精，以致不能正常进行性交。尿后淋漓不尽，小便次数多而清，腰膝酸软，四肢不温，手足心热、气短，少寐健忘、头晕目眩、耳鸣、潮热盗汗、舌质红苔黄，脉细弱等。

【疗效】50例患者中，治愈36例，显效10例，有效2例，无效2例，总有效率为96%。

【来源】宾彬，徐杰新. 知柏地黄丸合天王补心丸治疗早泄临床观察. 2000，（3）：

固阳熏洗方

蛇床子20g　五倍子20g　细辛20g　花椒20g

【用法】加水400ml，浸泡20分钟，武火煮沸后，改小火再煮沸30分钟，取液约100ml；取适量药液加入热水，利用蒸汽熏蒸阴茎头，待温度适宜后，将阴茎置入溶液中浸泡擦洗，每次10分钟，每日1次。病配合西药盐酸舍曲林片非性交日每日25mg，每晚1次，睡前服，性交当日剂量改为50mg，在性交前2~4个小时口服，疗程为4周。

【功效】补肾固精。

【适应证】**功能性早泄（心肾不交型）**。症见：在性交时，尚未与女方接触，或阴茎进入阴道后不到 1 分钟，便发生射精，以致不能正常进行性交。尿后淋漓不尽，小便次数多而清，腰膝酸软，四肢不温，手足心热、气短、少寐健忘、头晕目眩、耳鸣、潮热盗汗、舌质红苔黄，脉细弱等。

【来源】古宇能，黄忠旺，陈德宁. 固阳熏洗方联合盐酸舍曲林治疗早泄的临床观察. 中国医药导报，2011，（15）：105

陈氏验方

炮穿山甲 15g　王不留行 15g　路路通 15g　金樱子 15g　菟丝子 15g　柴胡 12g　白芍 12g　枳壳 12g　石菖蒲 12g　远志 12g　冬瓜仁 20g　土茯苓 20g　通草 6g

【用法】水煎服，每日 2 次，日 1 剂。

【功效】活血化瘀，疏肝理气，通精固肾。

【适应证】**功能性早泄（肝郁肾虚型）**。症见：在性交时，尚未与女方接触，或阴茎进入阴道后不到 1 分钟，便发生射精，以致不能正常进行性交。尿后淋漓不尽，小便次数多而清，腰膝酸软，四肢不温，手足心热、气短，少寐健忘，头晕目眩、耳鸣，潮热盗汗，舌质红苔黄，脉细弱等。

【来源】陈武山. 这则验方治疗早泄效果好. 求医问药，2010，（12）：9

知柏地黄汤加减

生地黄 20g　土茯苓 20g　金樱子 20g　沙苑子 20g　白蒺藜 20g　龙骨 20g　牡蛎 20g　山萸肉 15g　山药 15g　泽泻 15g　知母 12g　黄柏 12g　丹皮 12g

【用法】水煎服，每日 2 次，日 1 剂。

【功效】滋阴清热，益肾涩精。

【适应证】**功能性早泄（阴虚火旺型）**。症见：在性交时，尚未与女方接触，或阴茎进入阴道后不到 1 分钟，便发生射精，以致不能正常进行性交。尿后淋漓不尽，小便次数多而清，腰膝酸软，四肢不温，手足心热、气短，少寐健忘，头晕目眩、耳鸣，潮热盗汗，舌质红苔黄，脉滑数。

【来源】陈武山. 这则验方治疗早泄效果好. 求医问药，2010，（12）：9

金匮肾气丸加减

熟附片 15g　山萸肉 15g　山药 15g　丹皮 15g　泽泻 15g　茯苓 15g　金樱子 15g　肉桂（后下）9g　熟地 24g　桑螵蛸 12g

【用法】水煎服，每日 2 次，日 1 剂。

【功效】益肾摄精。

【适应证】**功能性早泄（肾气不固型）**。症见：在性交时，尚未与女方接触，或阴茎进入阴道后不到 1 分钟，便发生射精，以致不能正常进行性交。尿后淋漓不尽，小便次数多而清，腰膝酸软，四肢不温，手足心热、气短，少寐健忘，头晕目眩、耳鸣，潮热盗汗，舌质红苔黄，脉细弱等。

【来源】陈武山. 这则验方治疗早泄效果好. 求医问药，2010，（12）：9

秘元煎

远志 24g　山药 6g　芡实 6g　人参 6g　枣仁 6g　金樱子 6g　白术 45g　炙甘草 3g　五味子 14 粒

【用法】水煎服，每日 2 次，日 1 剂。

【功效】补益心脾，固精止遗。

【适应证】**功能性早泄（心脾两虚型）**。症见：在性交时，尚未与女方接触，或阴茎进入阴道后不到 1 分钟，便发生射精，以致不能正常进行性交。神疲乏力，尿浊，健忘，心神恍惚，舌淡苔白，脉细弱。

【来源】李一. 名医治疗早泄良方 7 则. 求医问药，2012，（12）：37

水陆二仙丹

芡实 4g　金樱子 4g

【用法】上药研末，制成药丸，盐汤送下。

【功效】固精止遗。

【适应证】**功能性早泄（肾虚，精关不固型）**。症见：在性交时，尚未与女方接触，或阴茎进入阴道后不到 1 分钟，便发生射精，以致不能正常进行性交。健忘，心神恍惚，腰酸乏力，舌淡苔白，脉沉软无力。

【来源】李一. 名医治疗早泄良方 7 则. 求医问药，2012，（12）：37

无名丹

苍术 500g　川楝子 90g　赤石脂 60g　补骨脂 60g　大川乌 30g
龙骨 30g　小茴香 30g　莲肉 30g　茯苓 30g　远志 30g

【用法】上药一起研成粉末，用酒煮成糊状，制成梧桐子大药丸，每次
30 丸，日 2 次。

【功效】温阳健脾，固精涩精。

【适应证】**功能性早泄（肾虚，精关不固型）**。症见：在性交时，尚未与
女方接触，或阴茎进入阴道后不到 1 分钟，便发生射精，以致不能正常进行
性交。腰膝酸软，畏寒肢冷，舌苔薄白，脉沉软无力。

【来源】李一. 名医治疗早泄良方 7 则. 求医问药，2012，（12）：37

茯菟丸

菟丝子 500g　五味子 240g　茯苓 90　石莲肉 90g　山药 180g

【用法】上药一起研成细末，用酒熬成糊状，制成梧桐子大药丸，每次服
9g，淡盐汤送下。

【功效】固肾涩精，渗湿止浊。

【适应证】**功能性早泄（湿浊内扰，精关不固型）**。症见：在性交时，尚
未与女方接触，或阴茎进入阴道后不到 1 分钟，便发生射精，以致不能正常
进行性交。面色少华，精神萎靡，苔白，舌淡，脉细弱。

【来源】李一. 名医治疗早泄良方 7 则. 求医问药，2012，（12）：37

三才封髓丹

人参 9g　天门冬 6g　熟地 15g　砂仁 3g　甘草 3g

【用法】上药一起研成细末，用酒熬成糊状，制成梧桐子大药丸，每次服
9g，淡盐汤送下。

【功效】益气养阴，降火涩精。

【适应证】**功能性早泄（气阴亏虚型）**。症见：在性交时，尚未与女方接
触，或阴茎进入阴道后不到 1 分钟，便发生射精，以致不能正常进行性交。
体倦神疲，头晕耳鸣，腰腿酸软，口干，苔薄舌红，脉细无力。

【来源】李一. 名医治疗早泄良方 7 则. 求医问药，2012，(12)：37

🪷 固真丸

菟丝子 500g　牡蛎 120g　金樱子 120g　茯苓 120g

【用法】上药一起研成细末，用酒熬成糊状，制成梧桐子大药丸，每次服 9g. 温开水送下。

【功效】补肾固精。

【适应证】**功能性早泄（肾气亏虚型）**。症见：在性交时，尚未与女方接触，或阴茎进入阴道后不到 1 分钟，便发生射精，以致不能正常进行性交。腰膝酸软，面白少华，舌白苔淡，脉细弱。

【来源】李一. 名医治疗早泄良方 7 则. 求医问药，2012，(12)：37

第五节　遗　精

遗精是指在非性生活时精液自行泄出的症状，未婚健康青壮年，或婚后夫妇两地分居的男子，1 个月出现 1～2 次遗精，不出现明显不适者，属生理现象。据统计，有 80%～90% 的成年男子都有这种现象。

本病的诊断要点是：①非性交或非手淫时出现每周 2 次以上精液外泄，或一夜数次，或在清醒时精液自流，并伴头晕耳鸣、腰膝酸软、神疲乏力、心悸多梦等症状。②本病必要时可以检查尿液以明确有无尿道炎症存在，和前列腺液常规以明确前列腺炎是否存在。

本病的病位在心、肝、肾。而引起本病的因素有下列几项：情志所致、饮食所伤、房事所伤、先天禀赋不足、湿热蕴结、痰火内壅，瘀血阻滞。病机多为：①心有所慕，欲念不遂，心火亢盛，扰动精室；或情志抑郁，肝气不疏，或暴怒伤肝，肝失调达，气郁化火，扰动精室；或忧思太过，损伤心脾，心伤则神不摄精，脾伤则气不摄精，精关不固而致遗精；②恣食辛辣肥甘厚腻、酗酒，则酿湿成热，湿热蕴结久而化火，并流注于下，内扰相火，相火妄动，扰动精室而致遗精；③恣情纵欲，房劳无度，或年少频犯手淫，损伤精血，肾精亏损，阴虚火旺，扰动精室而致；或损伤肾气，肾阳亏虚，无力固摄，精关失约而发；④禀赋不足，下元虚惫，肾气固摄无力，精关失约而致遗精。或肾阴素亏，肾水不足，不能上济于心，心肾不能交通，则水火不能互济，水亏火旺，扰动精室而致遗精；⑤或外感湿热之邪；或包皮过长，积垢蕴结，蕴生湿热；或交合不洁，湿热循经上侵，扰动精室而致遗精；⑥湿聚生痰，郁而化火，扰动精室而发，或痰湿久蕴，或败精积郁，致血行不畅，则瘀血阻滞，精室失养而精液自溢。在治疗上，若辨证为心肾不交证，宜滋阴降火，交通心肾；若为阴虚火旺证，宜滋阴降火，收涩固精；若为肾气不固证，宜温肾摄精；若为心脾两虚证，宜益气健脾，养心固精；若为肝火亢盛证，宜清肝泻火；若为湿热下注证，宜清热利湿；若为痰火扰精证，宜化痰泻火。

🪷 封髓丹加味

　　黄柏 15g　砂仁 6g　甘草 6g　知母 12g　龙骨 30g　生牡蛎 30g

【用法】水煎服，每日 2 次，日 1 剂。

【功效】滋阴清热，补肾固精。

【适应证】**遗精（肝肾阴虚型）**。症见：若 3～5 天遗精一次，甚至昼夜遗精次数无定，并有头晕神疲，腰酸腿软，心慌气短。

【临证加减】若易怒者，加龙胆草 12g，丹皮 12g；心烦不寐者加莲子15g，夏枯草 12g；五心烦热者加熟地 15g，龟板 15g；虚热汗出者加地骨皮12g，白芍 12g；脾胃虚寒者加党参 15g，干姜 12g。

【疗效】50 例患者中，临床治愈 23 例，好转 27 例，总有效率为 100%。

【来源】俞有宝. 封髓丹加味治疗遗精 50 例疗效观察. 中外健康文摘，2012，（16）：388

🪷 复方刺猬皮散

　　刺猬皮 15g　金樱子 15g　芡实 15g

【用法】水煎服，每日 2 次，日 1 剂。

【功效】清利湿热，固肾摄精。

【适应证】**遗精（心肾不交型）**。症见：若 3～5 天遗精一次，甚至昼夜遗精次数无定，并有头晕神疲，腰酸腿软，心慌气短。

【临证加减】心神不交，症见多梦遗精，阳事易举，头晕耳鸣，心悸失眠，倦怠乏力，舌质红，脉细数，加知母、黄柏、熟地、山药、山茱萸、茯苓、泽泻、丹皮；肾虚不固，症见遗精频繁，甚或无梦而遗，滑泄不禁，头晕耳鸣，腰酸困痛，神疲乏力，加熟地、山药、山茱萸、茯苓、泽泻、丹皮；湿热下注，遗精频作，口干苦而黏腻，小便短赤，或脘闷，纳呆，恶心，大便不畅，舌苔黄腻，脉滑数，加龙胆草、栀子、黄芩、木通、泽泻、车前子、甘草、生地、当归。

【疗效】30 例患者中，临床治愈 15 例，显效 8 例，有效 6 例，无效 1 例，总有效率为 97%。

【来源】杨承虞. 复方刺猬皮散治疗遗精临床应用. 内蒙古中医药，2007，(4)：16

🪷 固精灵丸

鹿角胶 12g　龟板胶 12g　枸杞子 15g　山茱萸 9g　生地黄 15g　西洋参 15g　远志 15g　酸枣仁 15g　茯神 15g　五味子 15g　金樱子 12g　芡实 12g　甘草 6g

【用法】水煎服，每日 2 次，日 1 剂。

【功效】滋阴清热，交通心肾。

【适应证】**遗精（心肾不交型）**。症见：若 3~5 天遗精一次，甚至昼夜遗精次数无定，并有头晕神疲，腰酸腿软，心慌气短，少寐多梦，梦则遗精，心中烦热头晕，目眩，精神不振，倦怠乏力，心悸不宁，善恐健忘，口干，小便短赤，舌质红少苔，脉细数。

【临证加减】心神不交，症见多梦遗精，阳事易举，头晕耳鸣，心悸失眠，倦怠乏力，舌质红，脉细数，加知母、黄柏、夜交藤；肾虚不固，症见遗精频繁，甚或无梦而遗，滑泄不禁，头晕耳鸣，腰酸困痛，神疲乏力，加熟地、山药；湿热下注，症见遗精频作，口干苦而黏腻，小便短赤，或脘闷，纳呆，恶心，大便不畅，舌苔黄腻，脉滑数，加龙胆草、栀子、黄芩、当归。

【疗效】150 例患者中，临床治愈 129 例，显效 9 例，有效 6 例，无效 6 例，总有效率为 96%。

【来源】常松山. 固精灵丸治疗心肾不交型遗精 150 例. 河南中医学院学报，2004，(2)：60

固精汤

龟板 20g（先煎），沙苑子 15g　金樱子 20g　淮山药 20g　芡实 20g　桑螵蛸 20g　山茱萸 15g　知母 8g　黄柏 8g　石菖蒲 9g　牛膝 9g

【用法】水煎服，每日 2 次，日 1 剂。

【功效】滋阴清热，固摄精关。

【适应证】**遗精（精关不固型）**。症见：若 3～5 天遗精一次，甚至昼夜遗精次数无定，并有头晕神疲，腰酸腿软，心慌气短，少寐多梦，梦则遗精，心中烦热头晕，目眩，精神不振，倦怠乏力，心悸不宁，善恐健忘，口干，小便短赤，舌质红少苔，脉细数。

【临证加减】心火偏亢者加黄连、莲子心；肝火偏亢者加龙胆草 10g，山栀子 10g；湿热偏重者加萆薢 10g，碧玉散（1 包）；阳痿早泄者加菟丝子 20g，刺猬皮 10g；前列腺炎伴尿频、尿后余沥不尽者加益智仁 10g，台乌药 10g。

【疗效】89 例患者中，临床治愈 58 例，好转 28 例，未愈 3 例，总有效率为 96.63%。

【来源】李立凯. 固精汤治疗遗精症 89 例临床观察. 云南中医中药杂志，2008，（12）：32

固精饮

远志 10g　合欢皮 15g　百合 15g　柴胡 10g　栀子 10g　五味子 10g　金樱子 15g　芡实 15g　煅龙骨（先煎）30g　煅牡蛎（先煎）30g

【用法】水煎服，每日 2 次，日 1 剂。

【功效】交通心肾，固摄精关。

【适应证】**遗精（心肾不交型）**。症见：若 3～5 天遗精一次，甚至昼夜遗精次数无定，并有头晕神疲，腰酸腿软，心慌气短，少寐多梦，梦则遗精，心中烦热头晕，目眩，精神不振，倦怠乏力，心悸不宁，善恐健忘，口干，小便短赤，舌质红少苔，脉细数。

【临证加减】心神不交，心悸失眠，倦怠乏力，舌质红，脉细数，加知母、黄柏、丹皮；肾虚不固，症见遗精频繁，甚或无梦而遗，滑泄不禁，头晕耳鸣，腰酸困痛，神疲乏力，加熟地、山药、山茱萸；湿热下注，症见遗精频作，口干苦而黏腻，小便短赤，或脘闷，纳呆，恶心，大便不畅，舌苔黄腻，脉滑数，加龙胆草、黄芩、木通、泽泻、车前子。

【疗效】40 例患者中，临床治愈 15 例，显效 13 例，有效 8 例，无效 4 例，总有效率为 90.0%。

【来源】郑武，崔云. 固精饮治疗心肾不交型遗精 40 例疗效观察. 浙江中医药大学学报，2010，(4)：529

❀ 固肾健中汤

人参 20g　远志 6g　熟地 20g　锁阳 15g　桑螵蛸 15g　茯神 10g　金樱子 15g　芡实 15g　生龙骨 30g

【用法】水煎服，每日 2 次，日 1 剂。

【功效】交通心肾，固摄精关。

【适应证】**遗精（肾虚兼心肾亏虚型）**。症见：若 3～5 天遗精一次，甚至昼夜遗精次数无定，并有头晕神疲，腰酸腿软，心慌气短，少寐多梦，梦则遗精，心中烦热头晕，目眩，精神不振，倦怠乏力，心悸不宁，善恐健忘，口干，小便短赤，舌质红少苔，脉细数。

【临证加减】心神不交，症见多梦遗精，阳事易举，头晕耳鸣，心悸失眠，倦怠乏力，舌质红，脉细数，加知母、黄柏、夜交藤、丹皮；肾虚不固，症见遗精频繁，甚或无梦而遗，滑泄不禁，头晕耳鸣，腰酸困痛，神疲乏力，加山药、山茱萸。

【疗效】34 例患者中，临床治愈 16 例，显效 12 例，有效 3 例，无效 3 例，总有效率为 91.2%。

【来源】张剑. 固肾健中汤治疗遗精 34 例. 四川中医，2005，(1)：61

❀ 桂枝加龙骨牡蛎汤

桂枝 9g　白芍 9g　甘草 6g　龙骨 20g　大枣 8 枚　生姜 6 片　牡蛎 30g

【用法】水煎服，每日 2 次，日 1 剂。

【功效】交通心肾，固摄精关。

【适应证】**遗精（心肾不交型）**。症见：若 3 ~ 5 天遗精一次，甚至昼夜遗精次数无定，并有头晕神疲，腰酸腿软，心慌气短，少寐多梦，梦则遗精，心中烦热头晕，目眩，精神不振，倦怠乏力，心悸不宁，善恐健忘，口干，小便短赤，舌质红少苔，脉细数。

【临证加减】头晕心悸，小便短黄者加熟地、黄柏、灯心；头晕耳鸣，骨瘦腰酸，舌红少津加知母、黄柏、熟地、山药、山萸肉；滑精频作，面色苍白无力，畏寒，加菟丝子、韭菜子、补骨脂；烦躁易怒，口苦咽干者，加龙胆草、熟地、柴胡、黄芩；小便短赤，苔黄腻者，加黄柏、车前子、苦参。

【疗效】49 例患者中，临床治愈 45 例，显效 2 例，无效 2 例，总有效率为 95.9%。

【来源】张苍. 桂枝加龙骨牡蛎汤治疗遗精 49 例. 浙江中医药大学学报，2010，(9)：19

🪷 桂枝汤加味

黄芪 20g　桂枝 10g　白芍 10g　白术 10g　煅龙骨 10g　煅牡蛎 10g　炙甘草 6g　生姜 10g　大枣 7 枚

【用法】水煎服，每日 2 次，日 1 剂。

【功效】调和营卫，固摄精关。

【适应证】**遗精（虚劳型）**。症见：若 3 ~ 5 天遗精一次，甚至昼夜遗精次数无定，并有头晕神疲，腰酸腿软，心慌气短，少寐多梦，梦则遗精，心中烦热头晕，目眩，精神不振，倦怠乏力，心悸不宁，善恐健忘，口干，小便短赤，舌质红少苔，脉细数。

【疗效】50 例患者中，临床治愈 30 例，显效 4 例，有效 9 例，无效 7 例，总有效率为 86%。

【来源】宋秀霞. 桂枝汤加味遗精 50 例. 河南中医，2008，(4)：21

🪷 加味萆薢分清饮

萆薢 20g　车前子 20g　茯苓 20g　丹参 30g　虎杖 30g　败酱草 30g　黄柏 15g　白术 15g　石菖蒲 6g　莲子心 6g

【用法】水煎服，每日 2 次，日 1 剂。

【功效】滋阴清热，固摄精关。

【适应证】**遗精（痰瘀郁结型）**。症见：若3~5天遗精一次，甚至昼夜遗精次数无定，并有头晕神疲，腰酸腿软，心慌气短，少寐多梦，梦则遗精，心中烦热头晕，目眩，精神不振，倦怠乏力，心悸不宁，善恐健忘，口干，小便短赤，舌质红少苔，脉细数。

【临证加减】遗精严重者加煅龙骨、煅牡蛎、鸡内金；前列腺液白细胞较多者加蒲公英、白花蛇舌草、连翘；失眠多梦者加远志、合欢皮、夜交藤。

【疗效】44例患者中，临床治愈28例，显效12例，无效4例，总有效率为90.91%。

【来源】徐丹. 加味萆薢分清饮治疗前列腺炎所致遗精44例——附西药治疗42例对照. 浙江中医杂志，2003，（9）：379

🪷 加味四妙汤

苍术15g　黄柏15g　薏苡仁30g　牛膝15g　车前子12g　草蔻10g　滑石20g　石菖蒲12g　萆薢15g　白术15g　茯苓20g　丹参30g

【用法】水煎服，每日2次，日1剂。

【功效】交通心肾，固摄精关。

【适应证】**遗精（心肾不交型）**。症见：若3~5天遗精一次，甚至昼夜遗精次数无定，并有头晕神疲，腰酸腿软，心慌气短，少寐多梦，梦则遗精，心中烦热头晕，目眩，精神不振，倦怠乏力，心悸不宁，善恐健忘，口干，小便短赤，舌质红少苔，脉细数。

【临证加减】射精频繁者加金樱子15g，芡实30g；心烦少寐者加莲子心10g，炒栀子15g。

【疗效】36例患者中，临床治愈24例，好转9例，无效3例，总有效率为91.7%。

【来源】段登志. 加味四妙汤治疗遗精36例疗效观察. 云南中医中药杂志，2004，（1）：25

🪷 龙胆百合汤

龙胆草10g　栀子10g　黄芩10g　柴胡6g　木通6g　泽泻10g

车前子（包煎）10g　百合 15g　生龙骨 30g　生牡蛎 30g　酸枣仁 30g　夜交藤 10g　芡实 10g

【用法】水煎服，每日 2 次，日 1 剂。

【功效】交通心肾，固摄精关。

【适应证】**遗精（湿热交织，心肾不交型）**。症见：若 3～5 天遗精一次，甚至昼夜遗精次数无定，并有头晕神疲，腰酸腿软，心慌气短。少寐多梦，梦则遗精，心中烦热头晕，目眩，精神不振，倦怠乏力，心悸不宁，善恐健忘，口干，小便短赤，舌质红少苔，脉细数。

【临证加减】心神不交，症见多梦遗精，阳事易举，头晕耳鸣，心悸失眠，倦怠乏力，舌质红，脉细数，加丹皮；湿热较甚，遗精频作，口干苦而黏腻，小便短赤，或脘闷，纳呆，恶心，大便不畅，舌苔黄腻，脉滑数，加丹皮、淡竹叶。

【疗效】102 例患者中，临床治愈 73 例，显效 24 例，无效 5 例，总有效率为 95.1%。

【来源】李芳琴，胡彦军. 龙胆百合汤治疗遗精 102 例小结. 甘肃中医，2007，(1)：32

龙骨薜荔山莓汤

龙骨 50g　霹励果 25g　山莓果 25g　芡实 15g　金樱子 15g　黄芪 25g　菟丝子 15g　桑螵蛸 15g　五味子 15g　莲子 15g　知母 10g　黄柏 10g

【用法】水煎服，每日 2 次，日 1 剂。

【功效】交通心肾，固摄精关。

【适应证】**遗精（心肾不交型）**。症见：若 3～5 天遗精一次，甚至昼夜遗精次数无定，并有头晕神疲，腰酸腿软，心慌气短，少寐多梦，梦则遗精，心中烦热头晕，目眩，精神不振，倦怠乏力，心悸不宁，善恐健忘，口干，小便短赤，舌质红少苔，脉细数。

【临证加减】若气虚甚者加党参、白术；肾阴虚甚者加肉苁蓉；肾阳虚者加熟地；心火亢盛者加黄连；肝郁者加柴胡；湿热者加革薢。

【疗效】36 例患者中，临床治愈 31 例，好转 5 例，总有效率为 100%。

【来源】邓平荟. 龙骨薜荔山莓汤治疗遗精 36 例报告. 中国性科学，2005，

(7)：31

🪷 陈氏验方

黄连6g　麦冬12g　甘草10g　五味子15g　煅龙骨25g　珍珠母20g　玄参15g　煅牡蛎20g　地龙15g　车前子15g

【用法】水煎服，每日2次，日1剂。

【功效】交通心肾，固摄精关。

【适应证】**遗精（心肾不交型）**。症见：若3～5天遗精一次，甚至昼夜遗精次数无定，并有头晕神疲，腰酸腿软，心慌气短，少寐多梦，梦则遗精，心中烦热头晕，目眩，精神不振，倦怠乏力，心悸不宁，善恐健忘，口干，小便短赤，舌质红少苔，脉细数。

【疗效】50例患者中，临床治愈24例，显效15例；有效7例，无效4例，总有效率为92%。

【来源】陈通文，陈和亮. 清心固摄法治疗遗精50例临床分析. 中国医药，2008，(6)：366

🪷 疏肝益肾汤

柴胡12g　郁金13g　延胡索9g　制附片9g　白术10g　白芍20g　山药20g　当归20g　女贞子30g　旱莲草30g　覆盆子30g　佛手16g

【用法】水煎服，每日2次，日1剂。

【功效】交通心肾，固摄精关。

【适应证】**遗精（心肾不交型）**。症见：若3～5天遗精一次，甚至昼夜遗精次数无定，并有头晕神疲，腰酸腿软，心慌气短，少寐多梦，梦则遗精，心中烦热头晕，目眩，精神不振，倦怠乏力，心悸不宁，善恐健忘，口干，小便短赤，舌质红少苔，脉细数。

【临证加减】若气虚甚者加党参、白术；肾阴虚甚者加巴戟天；肾阳虚者加山药；心火亢盛者加黄连；肝郁者加合欢；湿热者加车前子。

【疗效】49例患者中，临床治愈40例，好转7例，无效2例，总有效率为95.9%。

【来源】刘革命，武洁. 疏肝益肾汤治疗遗精症49例. 四川中医，2000，(10)：26

止遗酒

枸杞子500g　淫羊藿500g　仙茅300g　肉苁蓉300g　菟丝子300g　补骨脂300g　黑芝麻（炒）300g　生地黄300g　锁阳250g　巴戟天250g　黄芪250g　熟地250g　覆盆子150g　桑葚子150g　枣皮100g　当归100g　五味子60g　韭菜子60g　车前子60g　甘草50g

【用法】上药用60°白酒10kg浸泡7~15天即可饮用。每天3次，每次25~50ml，饭前饮，用菜送下。

【功效】交通心肾，固摄精关。

【适应证】**遗精（心肾不交型）**。症见：若3~5天遗精一次，甚至昼夜遗精次数无定，并有头晕神疲，腰酸腿软，心慌气短，少寐多梦，梦则遗精，心中烦热头晕，目眩，精神不振，倦怠乏力，心悸不宁，善恐健忘，口干，小便短赤，舌质红少苔，脉细数。

【疗效】60例患者中，临床治愈8例，显效24例，有效20例，无效8例，总有效率为86.67%。

【来源】易献春，陈厚平. 自配止遗药酒治疗遗精60例. 中医药临床杂志，2010，(5)：438

知柏地黄汤加减

知母（盐炒）15g　黄柏（盐炒）15g　山茱萸25g　熟地30g　山药30g　丹皮9g　茯苓9g　怀牛膝10g

【用法】水煎服，每日2次，日1剂。

【功效】滋阴补肾，固摄精关。

【适应证】**遗精（阴虚火旺型）**。症见：若3~5天遗精一次，甚至昼夜遗精次数无定，并有头晕神疲，腰酸腿软，心慌气短，少寐多梦，梦则遗精，心中烦热头晕，目眩，精神不振，倦怠乏力，心悸不宁，善恐健忘，口干，小便短赤，舌质红少苔，脉细数。

【临证加减】夜寐差、心烦明显者加合欢皮30g，夜交藤30g；目眩、腰膝酸软较重者加枸杞子10g，菟丝子10g；乏力明显者加生黄芪30g，炙柴胡10g，炙升麻10g；伴有形寒肢冷者加制附子10g，肉桂5g。

【疗效】15例患者中，临床治愈15例，总有效率为100%。

【来源】柴科远. 知柏地黄汤加减治疗遗精 15 例. 实用中医药杂志, 2007,
(6)：362

🪷 五黄止遗饮

生地黄 45g　黄连 15g　栀子 15g　竹叶 15g　生甘草 6g　大黄 6g
知母 30g　木通 10g　龙胆草 10g　灯心草 10g　莲子心 10g

【用法】水煎服，每日 2 次，日 1 剂。

【功效】滋阴降火，固摄精关。

【适应证】**遗精（心肾不交型）**。症见：若 3～5 天遗精一次，甚至昼夜遗
精次数无定，并有头晕神疲，腰酸腿软，心慌气短，少寐多梦，梦则遗精，
心中烦热头晕，目眩，精神不振，倦怠乏力，心悸不宁，善恐健忘，口干，
大便干，小便短赤，舌质红少苔，脉细数。

【临证加减】若腰痛痿软，头晕健忘者加炒杜仲 12g，续断 15g，山药
15g；口苦黏腻，阴囊潮湿，苔黄腻者加薏苡仁 25g，滑石 30g。

【疗效】130 例患者中，临床治愈 104 例，有效 20 例，无效 6 例，总有效
率为 95.4%。

【来源】邹世光，张琴. 五黄止遗饮治疗青少年梦遗. 新中医, 2003,（3）：50

第六节　滑　精

滑精是指男性在非性生活甚至清醒时精液自行泄出的症状。

本病的诊断要点是：①非性交或非手淫时或在清醒时精液自流，并伴头
晕耳鸣、腰膝酸软、神疲乏力、心悸多梦等症状。②本病必要时可以检查尿
液以明确有无尿道炎症存在，和前列腺液常规以明确前列腺炎是否存在。

本病的病位在心、肝、肾，而引起本病的因素有下列几项：情志所致、
饮食所伤、房事所伤、先天禀赋不足、湿热蕴结、痰火内壅，瘀血阻滞。病
机多为：①心有所慕，欲念不遂，心火亢盛，扰动精室；或情志抑郁，肝气
不疏，或暴怒伤肝，肝失调达，气郁化火，扰动精室；或忧思太过，损伤心
脾，心伤则神不摄精，脾伤则气不摄精，精关不固而致遗精；②恣食辛辣肥

甘厚腻、酗酒，则酿湿成热，湿热蕴结久而化火，并流注于下，内扰相火，相火妄动，扰动精室而致遗精；③恣情纵欲，房劳无度，或年少频犯手淫，损伤精血，肾精亏损，阴虚火旺，扰动精室而致；或损伤肾气，肾阳亏虚，无力固摄，精关失约而发；④禀赋不足，下元虚惫，肾气固摄无力，精关失约而致遗精。或肾阴素亏，肾水不足，不能上济于心，心肾不能交通，则水火不能互济，水亏火旺，扰动精室而致遗精；⑤或外感湿热之邪；或包皮过长，积垢蕴结，蕴生湿热；或交合不洁，湿热循经上侵，扰动精室而致遗精；⑥湿聚生痰，郁而化火，扰动精室而发，或痰湿久蕴，或败精积郁，致血行不畅，则瘀血阻滞，精室失养而精液自溢。在治疗上，若辨证为心肾不交证，宜滋阴降火，交通心肾；若为阴虚火旺证，宜滋阴降火，收涩固精；若为肾气不固证，宜温肾摄精；若为心脾两虚证，宜益气健脾，养心固精；若为肝火亢盛证，宜清肝泻火；若为湿热下注证，宜清热利湿；若为痰火扰精证，宜化痰泻火。

🪷 柏子养心汤

柏子仁 10g　远志 6g　酸枣仁 10g　太子参 20g（年老者加人参）枸杞子 15g　女贞子 10g　龙骨 30g　牡蛎 20g　芡实 10g　金樱子 10g　五味子 10g

【用法】水煎服，每日 2 次，日 1 剂。

【功效】养心安神，滋阴补肾。

【适应证】**滑精（心肾阴虚型）**。症见：无梦而遗精，甚至清醒时精液自行滑出，兼有心悸，头晕，腰膝酸软，舌红少苔，脉细弱。

【临证加减】火毒盛加黄连 6g，连翘 6g；湿热盛加大黄 3g，滑石 15g，薏苡仁 15g；血虚加当归 6g，熟地黄 12g；津亏口渴者加生地黄 9g，麦冬 12g，北沙参 9g。

【疗效】治疗 18 例患者中，痊愈 16 例，愈后复发者 2 例，总有效率为 100%。

【来源】张世华. 柏子养心汤治疗滑精 18 例体会. 甘肃中医，2001，(3)：38

🪷 缩泉丸加减

益智仁 15g　山药 14g　乌药 15g　巴戟天 15g　淫羊藿 15g　山茱

萸15g　肉桂10g　人参15g　黄芪30g　覆盆子30g　桑螵蛸15g　海螵蛸15g　甘草10g

【用法】水煎服，每日2次，日1剂。

【功效】温补肾阳，益气涩精。

【适应证】**滑精（肾阳虚型）**。症见：无梦而遗精，甚至清醒时精液自行滑出，兼有腰膝酸软、阳痿、四肢乏力、手足欠温，舌淡苔白，脉沉无力。

【临证加减】火毒盛加黄连6g，黄柏9g，连翘6g；湿热盛加大黄3g，滑石15g，薏苡仁15g；血虚加当归6g，熟地黄12g；津亏口渴者加生地黄9g，麦冬12g，北沙参9g。

【来源】周广田. 缩泉丸临床新用. 内蒙古中医药，2005，（1）：27

第七节　不射精症

不射精是指在性交过程中，阴茎能充分勃起，也能进入阴道，但达不到性高潮，无射精动作，无精液排出。绝大多数患者患有遗精，少数患者通过手淫刺激可以射精。

本病的夫妻正常能进行正常的性生活，阴茎有正常勃起，但无性欲高潮，无射精动作，也无精液排出体外。本病的诊断要点是：①阴茎勃起坚硬，持续时间较长，但无性欲高潮，无精液排出。②功能性不射精者有精神、心理障碍，或性交方法不当，或有频繁手淫、频繁性生活史，以及有非性生活排精史；器质性不射精者，有神经疾患、糖尿病、外伤、手术或服用抑制交感神经功能的药物史等。③婚后多年不育。④实验室检查可发现血糖升高或前列腺炎等。

本病属于中医学"精不射"、"精闭"范畴，不射精的病位与五脏都有一定的联系，但主要责之于肝、肾、脾与精室；病因为情志内伤，饮食不节、感受邪毒、败浊内停，痰浊久留、阴部外伤、劳欲过度、大病久病等，其病机为精源匮乏，精道不通和精关开合失司。常因肝气瘀滞导致气郁血滞，瘀血阻滞精道，而出现射精困难；或因忧虑不解、劳心伤神导致心脾两虚，气血生化乏源，导致肾精亏少，不能射精；或因嗜食高粱厚味，饮食不节，导致脾胃升降失司，湿热内生，下注精道，致射精不能；或因纵欲无度，导致阴虚火旺，相火亢盛，心肾不交，精关失启，不能射精；或因禀赋不足或纵欲、手淫导致阳气内耗，命门火衰，使气化失司，推动无力，而致精闭。在治疗上，若为肝气郁结者，则宜疏肝解郁，开启精关；若为瘀血停聚者，则宜活血化瘀，通达精窍；若为肾阳亏虚者，则宜温补肾阳，益精通关；若为肾阴不足者，则宜滋阴降火，填精通关；若为湿热下注者，则宜清肝泻火，滋阴软坚。

🪷 通络排精汤

当归 12g　生地黄 20g　红花 9g　丹参 18g　路路通 15g　王不留行 15g　石菖蒲 6g　牛膝 9g　五味子 6g　菟丝子 30g　枸杞子 30g　川楝子 9g　甘草 6g

【用法】水煎服，每天 2 次，每日 1 剂。

【功效】滋补肝肾，通络排精。

【适应证】**不射精症（肝肾亏虚，精道阻塞型）**。症见：性生活后，无精液排出，小腹憋胀，乏力，舌苔薄黄，脉弦涩。

【临证加减】面色萎黄、疲乏无力者，加黄芪 30g，党参 12g；腰膝酸软者，加断续 15g，桑寄生 12g。

【疗效】39 例患者中，治愈 27 例，有效 8 例，无效 4 例，总有效率为 89.7%。

【来源】孙凤兰，卢宪梅. 通络排精汤治疗不射精症 39 例. 山东中医杂志，2002，(3)：158 – 159

🪷 通窍助射汤加减

炮山甲 10g　路路通 10g　生麻黄 10g　急性子 10～30g　石菖蒲 10g　车前子（布包）15g　地龙 10g　王不留行 10g　仙茅 10g　淫羊藿 15g　甘草 10g

【用法】头煎加水约 500ml，先泡 20 分钟，武火煮沸后，改小火再煮沸 30 分钟，取液约 200ml；二煎，加水约 400ml，武火煮沸后，改小火再煮沸 30 分钟，取液约 200ml；两煎药汁混合后，分成 2 份。第一份在入睡前 2 小时左右服用，第二份在入睡前即服，每周连服 5 剂，一天 1 剂，休息 2 天，下周继续此法。

【功效】补肾，化瘀通络排精。

【适应证】**不射精症（肾虚，精道阻塞型）。**

【临证加减】气虚者，加炙黄芪 30g，党参 20g，茯苓 10g，淮山药 30g；阳虚者，加鹿角胶、枸杞子、肉苁蓉、巴戟天各 10g；肝郁、心情紧张者，加柴胡、白芍、郁金、香附、薄荷各 10g；阴伤精亏者，加生地、熟地、制黄精、当归、制首乌各 10g；瘀浊阻滞精窍者，加赤芍 10g，水蛭 10g，川牛膝 10g，川芎 6g。

【疗效】86 例患者中，治愈 64 例，显效 14 例，无效 8 例，总有效率为 90.7%。

【来源】秦云峰. 通窍助射汤加减治疗不射精症 86 例. 性学，1997，（4）：29-30

🪷 逍遥散加味

柴胡 9g　当归 12g　白芍 9g　茯苓 15g　炒白术 15g　炙甘草 6g　薄荷 6g　王不留行 15g　香附 6g　郁金 12g　石菖蒲 12g　甲珠 3g（研末冲服）

【用法】水煎服，每天 2 次，每日 1 剂。针灸操作方法：先令患者排尽小便，局部常规消毒后，关元、曲骨用二寸 30 号毫针快速进针，针尖略向会阴方向倾斜，使针感传至龟头；肾俞、次髎进针 1.5 寸，肾俞用补法，次髎平补平泻；期门进针 1 寸，用泻法；足三里进针 2 寸，用补法；内关进针 1.5 寸，平补平泻；三阴交进针 1.5 寸，平补平泻。留针 30 分钟，中间行针 1 次，12 次为 1 疗程，休息 3 天开始第 2 个疗程。

【功效】疏肝理气解郁，化痰通络排精。

【适应证】**不射精症（肝郁，痰瘀阻塞型）。**

【临证加减】肝郁化火者，加丹皮 9g，栀子 9g，生地 12g；气滞血瘀者，加桃仁 9g，红花 9g，车前子 12g；兼有湿热者，加苍术 9g，黄柏 9g，车前子 12g；兼有痰浊者，加陈皮 9g，紫河车 9g，枸杞子 12g，淫羊藿 12g。针灸 I 组：主穴：关元、曲骨、太冲（双）；配穴：期门（双）、足三里（双）。II 组：主穴：肾俞（双）、次髎（双）；配穴：内关（双）、三阴交（双）。

【疗效】28 例患者中，治愈 26 例，无效 2 例，总治愈率 92.86%。

【来源】曹永贺，程远钊，郭学军. 逍遥散加味联合针灸治疗肝郁型不射精症. 医

燮理通精汤

熟地30g　牛膝10g　地龙10g　枸杞子10g　菟丝子15g　山药15g　丹参15g　王不留行15g　路路通15g　淫羊藿15g　蜈蚣（研末冲服）2条　炙麻黄6g　肉桂5g

【用法】水煎服，每天2次，每日1剂。

【功效】补肾填精，通利精窍。

【适应证】**不射精症（肾精亏虚，精窍阻塞型）**。症见：性生活后，无精液排出，腰膝酸软，小便黄，舌红苔薄，脉弦细。

【临证加减】肾阴虚者，去肉桂加首乌、女贞子各12g；肾气虚者，加肉苁蓉15g，巴戟天10g，黄精12g；肝郁气滞者，加香附、郁金、陈皮各12g；阴虚火旺者，加知母、黄柏、生地、玄参各12g；湿热下注者，加车前子12g，薏苡仁30g，泽泻9g；心脾不足者，加人参、黄芪各9g。

【疗效】64例患者中，治愈56例，无效8例，总有效率为87.5%。

【来源】马俊. 燮理通精汤治疗功能性不射精症64例. 湖北中医杂志，1994，（2）：19

加味四逆散

柴胡10g　枳壳10g　白芍10g　甘草10g　郁金10g　香附10g　石菖蒲6g　远志6g　茯神12g　枸杞子12g　熟地12g　丹参15g　王不留行15g

【用法】水煎服，每天2次，每日1剂。

【功效】疏肝解郁，活血通精。

【适应证】**不射精症（肝郁瘀血阻滞型）**。

【临证加减】射精无力者，加黄芪、党参；肾阴虚者，加山茱萸、桑椹子；精液量少者，加菟丝子、女贞子、韭菜子；阳痿者，加仙茅、淫羊藿、巴戟天；睾丸胀痛者，加橘核、荔枝核；瘀阻甚者，加牛膝、三七；夹湿热者，加萆薢、黄柏；心神不宁、遗精者，加珍珠母、夜交藤、黄连、肉桂。

【疗效】38例患者中，治愈22例，有效10例，无效6例，总有效率为 84.2%。

【来源】彭汉光，邱荣元，黄坤堂. 加味四逆散治疗功能性不射精症 38 例. 湖北中医杂志，2004，(12)：36 – 37

解郁通精汤

柴胡 15g　当归 15g　石菖蒲 15g　郁金 15g　枳实 15g　穿山甲 15g　王不留行 15g　淫羊藿 20g　蛇床子 20g　炙鳖甲 40g　麻黄 8g　蜈蚣 3g

【用法】水煎服，每天 2 次，每日 1 剂。

【功效】疏肝解郁，通利精关。

【适应证】**不射精症（肝气郁结，精关不通型）**。症见：性生活后，无精液排出，小腹冷，烦躁易怒，舌苔薄黄，脉弦缓。

【疗效】74 例患者中，治愈 31 例，显效 24 例，有效 11 例，无效 8 例，总有效率为 89.2%。

【来源】王健. 解郁通精汤治疗功能性不射精症 74 例. 辽宁中医杂志，1989，(6)：21 – 22

开窍通关汤

生麻黄 5g　石菖蒲 10g　冰片 1g（冲服）　蜈蚣 1 条（生用研粉吞服）　杭白芍、当归、路路通、川牛膝各 15g　生甘草 6g

【用法】水煎服，每天 2 次，每日 1 剂。

【功效】化痰开窍，通络排精。

【适应证】**不射精症（痰瘀阻络型）**。

【临证加减】阴虚火旺者，加用知柏地黄丸，每次 6g，每日 2 次；肝郁者，加柴胡 10g，香附 10g；湿热者，加龙胆泻肝丸，每次 6g，每日 2 次；瘀阻精道者，加桃仁、红花、水蛭各 6g。

【疗效】30 例患者中，治愈 16 例，好转 5 例，无效 9 例，总有效率为 70%。

【来源】赵土亮. 开窍通关汤治疗功能性不射精症 30 例. 四川中医，2003，(8)：43

益气通关射精汤

当归15g　白芍药20g　黄芪30g　柴胡10g　威灵仙15g　淫羊藿15g　露蜂房10g　蜈蚣2条　水蛭3g　急性子10g　王不留行10g　路路通10g　远志12g　石菖蒲10g　车前子10g　牛膝15g　甘草3g

【用法】水煎服，每天2次，每日1剂，蜈蚣、水蛭研末分服。理疗：采用男性外生殖器治疗仪康复理疗，阴茎被置螺旋接受器内在负压吸引下充分勃举状态做抽动训练，循环水温控制在38℃～40℃，在腰骶、小腹或会阴及大腿根部内侧下方放置超长电磁波磁疗器脉冲磁疗，电压42～56V，每日治疗1次，每次25分钟。

【功效】滋补肝肾，化痰通络排精。

【适应证】**不射精症（肝肾亏虚，痰瘀阻络型）。**

【临证加减】肾阳虚衰者，加附子、肉桂、肉苁蓉、巴戟天；肾阴不足者，加知母、黄柏、枸杞子、山茱萸；瘀血内阻者，加桃仁、红花、丹参、穿山甲；湿热下注者，加龙胆草、栀子、金银花、蒲公英。

【疗效】36例患者中，治愈33例，好转2例，无效1例，总有效率为97.22%。

【来源】徐生荣. 理疗加益气通关射精汤治疗功能性不射精症36例. 河北中医，2001，（2）：138－139

射精汤

知母10g　黄柏10g　熟地黄15g　石菖蒲12g　麻黄5g

【用法】水煎服，每天2次，每日1剂。另性交前用麻黄5g泡茶饮。

【功效】滋阴降火，通关开窍。

【适应证】**不射精症（阴虚火旺型）。**症见：性生活后，无精液排出，面色暗滞，精神不振，舌红，苔薄黄，脉弦长。

【临证加减】阴虚火旺者，加生地黄、鳖甲、龟板；心肾两虚者，减知母、黄柏，加淫羊藿、阳起石、菟丝子、远志、茯苓、酸枣仁；湿热下注者，加金银花、蒲公英、桃仁、当归；肝郁气滞者，加柴胡、郁金、白芍、枳壳。

【疗效】86例患者中，治愈58例，好转18例，无效10例，总有效率为93.0%。

【来源】范栋贤. 射精汤为主治疗不射精不育症 86 例. 河南中医, 2003, (11): 26 – 27

疏肝通关汤

柴胡 15g　郁金 15g　枳实 15g　石菖蒲 15g　麻黄 10g　王不留行 10g　路路通 15g　牛膝 15g　穿山甲 15g　鳖甲 30g　蜈蚣 2 条（去头、足）

【用法】水煎服，每天 2 次，每日 1 剂。

【功效】疏肝解郁，通利精关。

【适应证】**不射精症（肝气郁结型）。**

【临证加减】肾阳不足者，加淫羊藿、仙茅、枸杞子、蛇床子；肾阴虚者，加知母、黄柏、熟地；肝郁化火者，加龙胆草、栀子、黄芩；血瘀精道者，加蒲黄、五灵脂、没药。

【疗效】148 例患者中，治愈 105 例，有效 35 例，无效 8 例，总有效率为 95%。

【来源】佟志刚，王丽新. 疏肝通关汤治疗功能性不射精症 148 例临床观察. 长春中医学院学报，1997，(64)：22

疏肝通窍法

柴胡 10g　当归 10g　八月札 10g　王不留行 10g　石菖蒲 10g　白芍 10g　郁金 15g　香附 15g　路路通 15g　丹参 20g　炮山甲 6g　生麻黄 6g

【用法】水煎服，每天 2 次，每日 1 剂。

【功效】疏肝解郁，活血祛瘀通络。

【适应证】**不射精症（肝气郁结，痰瘀阻络型）。**

【临证加减】肝郁化热者，加龙胆草、栀子；瘀血者，加桃仁、红花；湿热蕴结者，加黄柏、萆薢；肾精亏虚者，加淫羊藿、巴戟天。

【疗效】76 例患者中，治愈 32 例，有效 27 例，无效 17 例，总有效率为 77.6%。

【来源】陈成博，陈舒，张胜. 疏肝通窍法治疗功能性不射精症 76 例. 浙江中医杂

志，2010，（5）：343

通关精射汤

枸杞子15g　菟丝子15g　桃仁15g　牛膝15g　山茱萸15g　白芍15g　车前子15g　肉苁蓉12g　当归12g　沉香12g　柴胡12g　菖蒲10g　干蜈蚣2条（研末另吞）

【用法】水煎服，每天2次，每日1剂。

【功效】补肾益精，通关利窍。

【适应证】**不射精症（肾精亏虚，精关受阻型）。**

【临证加减】心肾失交证者，加知母、黄柏各10g，龟板15g；肾阳亏虚证，加制附子8g，淫羊藿12g；肝气郁结者，加郁金、香附各12g；瘀血内阻证者，加穿山甲、路路通各15g；湿热下注证者，加龙胆草、山栀子各10g。

【疗效】45例患者中，治愈38例，有效5例，无效2例，总有效率为95.5%。

【来源】舒光辉. 通关精射汤治疗不射精症45例. 江西中医药，2002，（2）：14

补肾通精汤

菟丝子30g　肉苁蓉10g　巴戟天10g　远志10g　漏芦10g　石菖蒲10g　路路通10g　王不留行10g　车前子（包煎）9g

【用法】水煎服，每天2次，每日1剂。

【功效】补肾化瘀，清利湿热。

【适应证】**不射精症（肾虚，湿热蕴结型）。**

【临证加减】伴遗精、腰酸者，加生龙骨15g，生牡蛎15g，续断、牛膝各10g；伴性欲亢进者，加玄参12g，麦冬15g，黄柏15g，肉桂4g；伴性欲低下者，加淫羊藿、仙茅、枸杞子、蛇床子各10g；伴前列腺炎、精囊腺炎，加苍术9g，薏苡仁15g，黄柏10g，穿山甲10g；伴输精管扩张，加三棱9g，莪术9g，牛膝10g，地龙10g。

【疗效】67例患者中，治愈46例，好转14例，无效7例，总有效率为89.5%。

【来源】刘辉. 补肾通精汤治疗不射精症67例. 安徽中医学院学报，1999，（6）：

通窍活血汤

炙麻黄 5g　川楝子 10g　当归 10g　王不留行子 10g　川牛膝 10g　石菖蒲 10g　枸杞子 10g　紫丹参 20g　皂角刺 30g　炮山甲 20g　车前子 30g　马钱子 15g

【用法】水煎服，每天 2 次，每日 1 剂。

【功效】活血化瘀，利窍通精。

【适应证】**不射精症（痰瘀互结型）**。症见：患者外生殖器发育正常，阴茎能正常勃起并插入阴道进行性交，但不能射精，无性欲高潮，有梦遗或手淫时不射精；排除手术、外伤、药物因素所致不射精。伴舌红，苔黄腻，脉滑数。

【疗效】27 例患者中，治愈 19 例，好转 5 例，未愈 3 例，总有效率为 88.9%。

【来源】张明山. 自拟通窍活血汤治疗功能性不射精 27 例临床观察. 安徽卫生职业技术学院学报，2009，(4)：49

滋水清肝饮加味

熟地黄 24g　山药 15g　白芍 15g　山茱萸 12g　酸枣仁 12g　茯苓 12g　炒柴胡 10g　全当归 10g　炮山甲 10g　牡丹皮 10g　石菖蒲 10g　泽泻 10g　远志 10g　栀子 6g

【用法】水煎服，每天 2 次，每日 1 剂。

【功效】活血化瘀，利窍通精。

【适应证】**不射精症（痰瘀互结型）**。症见：患者外生殖器发育正常，阴茎能正常勃起并插入阴道进行性交，但不能射精，无性欲高潮，有梦遗或手淫时不射精；排除手术、外伤、药物因素所致不射精。伴舌红，苔黄腻，脉滑数。

【临证加减】肾阳虚症见畏寒肢冷，性欲淡漠加制附片 10g，淫羊藿 10g，肉桂 6g；阴虚火旺症见骨蒸潮热，阳强易举加知母 10g，黄柏 10g，龟板 10g，肝郁气滞症见胁痛，喜叹息加郁金 10g，枳实 10g；瘀血阻络症见会阴部胀痛，舌质紫暗加丹参 20g，蜈蚣 6g，露蜂房 6g。

【疗效】36 例患者中，治愈 28 例，有效 6 例，无效 2 例，总有效率为 94.4%。

【来源】何秋桂. 滋水清肝饮加味治疗功能性不射精症 36 例. 广西中医药，1996，（1）：19

🪷 归脾汤加减

生黄芪 30g　白术 20g　茯苓 10g　当归 15g　酸枣仁 20g　龙眼肉 10g　远志 15g　白芍 10g　炙甘草 10g　柏子仁 10g　炙九香虫 10g

【用法】水煎服，每天 2 次，每日 1 剂。

【功效】健脾养心，温精通窍。

【适应证】**不射精症（心脾两虚型）**。症见：患者外生殖器发育正常，阴茎能正常勃起并插入阴道进行性交，但不能射精，无性欲高潮，有梦遗或手淫时不射精；排除手术、外伤、药物因素所致不射精。伴脸色萎黄，食欲欠佳，神疲乏力，纳呆少语，失眠多梦，舌淡，脉细无力。

【临证加减】手足不温则去炙九香虫，另加红参 10g（另炖），兑服。

【来源】吕志龙. 中医治疗心脾两虚型不射精 1 例. 中国民间疗法，2012，（1）：39

🪷 右归丸加减

熟地黄 20g　当归 15g　附子 6g（先煎）　肉桂 6g　枸杞子 15g　补骨脂 20g　肉苁蓉 20g　生黄芪 30g　鹿茸 3g（冲服）　淫羊藿 15g　蜈蚣 2 条（冲服）　人参须 10g　柏子仁 15g　路路通 10g　川牛膝 15g

【用法】水煎服，每天 2 次，每日 1 剂。

【功效】补肾养心，温阳开窍。

【适应证】**不射精症（肾精不足型）**。症见：患者外生殖器发育正常，阴茎能正常勃起并插入阴道进行性交，但不能射精，无性欲高潮，有梦遗或手淫时不射精；排除手术、外伤、药物因素所致不射精。伴头晕乏力，脸色苍白，腰膝酸软，怕冷，舌淡，苔白，脉细无力。

【临证加减】服用 1 个月后腰膝酸软感仍存在，加菟丝子 20g，狗脊 20g。

【来源】吕志龙. 中医治疗肾精不足型不射精 1 例. 中国民间疗法, 2011, (11)：38

黄氏验方

柴胡 9g　郁金 9g　牡丹皮 9g　茯苓 6g　川芎 6g　甘草 6g　当归 12g　白芍 12g　仙茅 12g　淫羊藿 12g　路路通 12g　白术 15g　延胡索 15g

【用法】水煎服，每天 2 次，每日 1 剂。

【功效】疏肝解郁，温阳通精。

【适应证】**不射精症（痰瘀互结型）**。症见：患者外生殖器发育正常，阴茎能正常勃起并插入阴道进行性交，但不能射精，无性欲高潮，有梦遗或手淫时不射精；排除手术、外伤、药物因素所致不射精。伴舌红，苔黄腻，脉滑数。

【疗效】配合电动按摩器按摩另用盐酸麻黄碱片 50mg，性交或电按摩前 1 小时口服。15 天为 1 个疗程，5 个疗程后评定疗效。治疗 119 例患者，治愈 52 例，有效 46 例，无效 21 例，总有效率为 82.35%。

【来源】黄向阳. 中西医结合治疗功能性不射精症 119 例. 实用中医药杂志, 2004, (8)：444 – 445.

知柏地黄汤

知母 10g　黄柏 6g　生地黄 15g　泽泻 10g　茯苓 10g　山药 12g　山萸肉 10g　丹皮 10g　地龙 6g　炙麻黄 3g　穿山甲 6g

【用法】水煎服，每天 2 次，每日 1 剂。

【功效】滋阴降火，疏通精道。

【适应证】**不射精症（痰瘀互结型）**。症见：患者外生殖器发育正常，阴茎能正常勃起并插入阴道进行性交，但不能射精，无性欲高潮，有梦遗或手淫时不射精；排除手术、外伤、药物因素所致不射精。伴舌红，苔薄黄，脉细数。

【来源】肖奇国. 知柏地黄汤治精神性不射精症. 家庭中医药, 2007, (11)：33

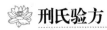 刑氏验方

炙马钱子0.3g（研末冲服）　生麻黄10g　通草10g　王不留行10g　车前子10g（包煎）　路路通10g　生地黄10g　熟地黄10g　巴戟天15g　淫羊藿15g

【用法】水煎服，每天2次，每日1剂。一般治疗1个疗程（20天）。

【功效】活血化瘀，利窍通精。

【适应证】**不射精症（痰瘀互结型）**。症见：患者外生殖器发育正常，阴茎能正常勃起并插入阴道进行性交，但不能射精，无性欲高潮，有梦遗或手淫时不射精；排除手术、外伤、药物因素所致不射精。伴舌红，苔黄腻，脉滑数。

【临证加减】伴腰酸者，如见阳虚证加肉苁蓉、狗脊；如见肾阴虚证加山茱萸、枸杞子。

【疗效】14例患者中，治愈9例，好转3例，无效2例，总有效率为94.4%。

【来源】刑巨星. 通精汤治疗功能性不射精症14例. 甘肃中医学院学报，1999，（1）：20

张氏通精汤

枸杞子30g　菟丝子30g　首乌30g　桑寄生30g　当归30g　牛膝30g　肉苁蓉15g　王不留行15g　山茱萸15g　穿山甲10g　杜仲15g

【用法】水煎服，每天2次，每日1剂。

【功效】活血化瘀，补肾通精。

【适应证】**不射精症（肾虚血瘀型）**。症见：患者外生殖器发育正常，阴茎能正常勃起并插入阴道进行性交，但不能射精，无性欲高潮，有梦遗或手淫时不射精；排除手术、外伤、药物因素所致不射精。伴舌红，苔黄腻，脉滑数。

【临证加减】伴前列腺炎者加白花蛇舌草、黄柏、薏苡仁；性生活过度者加鹿角胶、仙茅、淫羊藿、熟地黄；腰痛如折者加续断、狗脊、骨碎补；有手淫史者加巴戟天、丹参、路路通。

【疗效】93例患者中，治愈68例，显效18例，无效7例，总有效率

为 92.5%。

【来源】张明. 通精汤治疗不射精症临床观察. 江西中医药，1994，(5)：20

马钱通关方

本方由散剂和丸剂两部分组成。

散剂：马钱子 0.3g　蜈蚣 0.5g　冰片 0.1g

丸剂：麻黄 900g　石菖蒲 900g　蜂房 1200g　白芍 600g　甘草 600g　当归 600g　蜂蜜 1500g

【用法】散剂，研末充分混匀，于睡前 1 小时吞服；丸剂，粉碎做成 5g/丸的蜜丸。睡前 1 小时用黄酒服 1 丸，40 天为 1 个疗程。

【功效】活血化瘀，补肾通精。

【适应证】**不射精症（血瘀阻络型）**。症见：患者外生殖器发育正常，阴茎能正常勃起并插入阴道进行性交，但不能射精，无性欲高潮，有梦遗或手淫时不射精；排除手术、外伤、药物因素所致不射精。伴舌红，苔黄腻，脉滑数。

【疗效】60 例患者中，治愈 30 例，显效 18 例，无效 12 例，总有效率为 80%。

【来源】夏大华. "马钱通关方"治疗功能性不射精症. 中国性科学，2004，(10)：17

三虫通精汤

水蛭 6g　蜈蚣 1 条　地龙 12g　菟丝子 15g　熟地黄 15g　路路通 15g　肉苁蓉 12g　枸杞子 12g　柴胡 3g

【用法】水煎服，每天 2 次，每日 1 剂。

【功效】活血化瘀，补肾通精。

【适应证】**不射精症（肾虚血瘀型）**。症见：患者外生殖器发育正常，阴茎能正常勃起并插入阴道进行性交，但不能射精，无性欲高潮，有梦遗或手淫时不射精；排除手术、外伤、药物因素所致不射精。伴舌红，苔黄腻，脉滑数。

【临证加减】阴精不足证伴头晕心烦、失眠多梦、手足心热，舌质红，脉细数者，加知母6g，黄柏6g，龟板15g；肾阳亏虚证，伴头晕乏力、畏寒肢冷、精神萎靡，尿频清长，舌质淡、苔薄白，脉沉细者，加淫羊藿15g，巴戟天9g，制附片6g；气滞血瘀证，伴胸胁胀满、口苦心烦、抑郁寡欢，舌红或暗红，脉弦或弦涩者，加王不留行子12g，丹参9g，薄荷叶3g。

【疗效】87例患者中，治愈72例，显效3例，无效12例，总有效率为82.8%。

【来源】郭智荣."三虫通精汤"治疗不射精症87例报告.江西中医药，1994，(6)：16

益肾化湿通精汤

熟地黄18g　枸杞子12g　肉苁蓉10g　续断15g　黄芪18g　车前子15g　滑石15g　蜈蚣2条　石菖蒲10g　淮牛膝10g　郁金10g

【用法】水煎服，每天2次，每日1剂。

【功效】活血化瘀，补肾通精。

【适应证】**不射精症（肾虚血瘀型）**。症见：患者外生殖器发育正常，阴茎能正常勃起并插入阴道进行性交，但不能射精，无性欲高潮，有梦遗或手淫时不射精；排除手术、外伤、药物因素所致不射精。多伴有遗精、头晕、腰膝疲软、畏寒肢冷、盗汗消瘦等。

【临证加减】阴精不足，阳举持久不衰，咽干口燥，潮热盗汗者，加黄柏、女贞子；肾阳偏虚，性欲淡漠，阳举不坚，性交时间较短，畏寒肢冷者，加淫羊藿、仙茅；肝经郁热，阳举而持久，伴梦遗，咽干口苦，尿黄，加山栀子、丹皮；湿热阻遏，阳强不倒，伴胸脘痞闷，尿赤短少，加山栀子、土茯苓。

【疗效】43例患者中，治愈39例，无效4例（2例患者中断治疗），总有效率为90.7%。

【来源】张勇.益肾化湿通精汤治疗不射精症43例报告.江西中医药，1993，(1)：22

补肾祛瘀汤

当归9g　路路通9g　肉苁蓉9g　丹参12g　穿山甲12g　巴戟天

12g　生地黄 12g　熟地黄 12g　桔梗 4.5g

【用法】水煎服，每天 2 次，每日 1 剂。

【功效】活血化瘀，补肾通精。

【适应证】**不射精症（肾虚血瘀型）**。症见：患者外生殖器发育正常，阴茎能正常勃起并插入阴道进行性交，但不能射精，无性欲高潮，有梦遗或手淫时不射精；排除手术、外伤、药物因素所致不射精。多伴有遗精、头晕、腰膝疲软、畏寒肢冷、盗汗消瘦等。

【临证加减】肾阳不足者，加鹿角片 9g（先煎），仙茅 9g；肾阴不足者，加知母 9g，黄柏 9g，丹皮 9g，山栀子 9g，麦冬 9g；瘀血内阻者，加赤芍 9g，红花 9g，泽泻 9g，桃仁 9g，益母草 12g；肝郁气滞者，加郁金 9g，娑罗子 12g，白芍 12g，香附 12g。湿热下注者，加龙胆草 9g，丹皮 9g，山栀子 9g，薏苡仁 12g，萆薢 12g。

【疗效】41 例患者中，治愈 41 例，3 月内治愈者 4 例，4~6 月治愈者 12 例，1 年治愈者 22 例，>1 年治愈者 3 例，总有效率为 100%。

【来源】李祥云，倪生菊. 补肾祛瘀汤为主治疗不射精症. 浙江中医杂志，1995，(10)

❀ 柴胡疏肝散加减

　　柴胡 15g　郁金 15g　石菖蒲 15g　蜂房 15g　枳壳 15g　香附 12g
陈皮 12g　川芎 12g　白芍 12g　炙甘草 6g　蜈蚣 1 条

【用法】水煎服，每天 2 次，每日 1 剂。同时配合口服左旋多巴 250mg，每日 3 次。

【功效】疏肝解郁，疏通精道。

【适应证】**不射精症（肝郁气滞型）**。症见：患者外生殖器发育正常，阴茎能正常勃起并插入阴道进行性交，但不能射精，无性欲高潮，有梦遗或手淫时不射精；排除手术、外伤、药物因素所致不射精。多伴有喜叹息、胸闷、腰膝酸软等。

【疗效】50 例患者中，治愈 44 例，显效 4 例，无效 2 例，总有效率为 96%。

【来源】丁建国，陈弥. 柴胡疏肝散加减治疗功能性不射精症. 山东中医杂志，1998，(10)：463

赤雄通阳汤

淫羊藿（羊油炙）40g　蛇床子15g　蜈蚣（酒制）3条　路路通10g　穿破石30g　急性子1g

【用法】水煎服，每天2次，每日1剂。

【功效】活血化瘀，补肾通精。

【适应证】**不射精症（肾虚血瘀型）**。症见：患者外生殖器发育正常，阴茎能正常勃起并插入阴道进行性交，但不能射精，无性欲高潮，有梦遗或手淫时不射精；排除手术、外伤、药物因素所致不射精。多伴有遗精、头晕、腰膝疲软、畏寒肢冷、盗汗消瘦等。

【临证加减】湿热蕴结型加白豆蔻、苦杏仁、薏苡仁、龙胆草、徐长卿、木通；阴虚火旺型加龟板、知母、黄柏、生地黄、泽泻、牡丹皮，青盐少许。

【疗效】132例患者中，有效15例，无效9例，总有效率为81.81%。

【来源】林友群. 赤雄通阳汤治疗功能性不射精症132例疗效观察. 新中医，2003，(9)：16

交泰丸加味

黄连6g　肉桂3g　枸杞子15g　黄芪20g　知母10g　黄柏10g　柴胡10g　黄芩10g　穿山甲6g　王不留行10g

【用法】水煎服，每天2次，每日1剂。

【功效】滋阴降火，补肾通精。

【适应证】**不射精症（心肾不交型）**。症见：患者外生殖器发育正常，阴茎能正常勃起并插入阴道进行性交，但不能射精，无性欲高潮，有梦遗或手淫时不射精；排除手术、外伤、药物因素所致不射精。多伴有遗精、头晕、腰膝疲软、盗汗消瘦，舌红，苔薄等。

【来源】赵刚，王洪武. 交泰丸加味治疗功能性不射精症3例体会. 中华临床医药，2002，(12)：80

六味地黄丸加减

熟地黄20g　山药15g　山茱萸15g　丹皮15g　茯苓15g　泽泻

15g　仙灵脾 15g　石菖蒲 10g　萹蓄 10g　桃仁 10g　红花 10g　杏仁 10g

【用法】水煎服，每天 2 次，每日 1 剂。

【功效】滋阴降火，补肾通精。

【适应证】**不射精症（肾虚型）**。症见：患者外生殖器发育正常，阴茎能正常勃起并插入阴道进行性交，但不能射精，无性欲高潮，有梦遗或手淫时不射精；排除手术、外伤、药物因素所致不射精。多伴有遗精、头晕、腰膝疲软、畏寒肢冷、盗汗消瘦等。

【临证加减】肾阳虚加附子、肉桂；阴虚火旺加知母、黄柏；肝郁气滞加柴胡、青皮、枳壳；湿热下注加蒲公英；由于惊恐等精神因素导致加酸枣仁、远志。

【疗效】12 例患者中，治愈 8 例，好转 3 例，无效 1 例，总有效率为 91.7%。

【来源】张彦清. 六味地黄丸加味治疗不射精症 12 例. 内蒙古中医药，1999，（1）

🪷 马麻散

麻黄 10g　制马钱子 1.3g　急性子 10g　西洋参 10g　石菖蒲 10g

【用法】上药共研细末，分 2 次口服，睡前 2 小时服 1 次，上床入睡前再服 1 次。

【功效】振阳醒神，开窍助射。

【适应证】**不射精症（肾虚血瘀型）**。症见：患者外生殖器发育正常，阴茎能正常勃起并插入阴道进行性交，但不能射精，无性欲高潮，有梦遗或手淫时不射精；排除手术、外伤、药物因素所致不射精。多伴有遗精、头晕、腰膝疲软、畏寒肢冷、盗汗消瘦等。

【疗效】36 例患者中，治愈 20 例，有效 12 例，无效 4 例，总有效率为 88.9%。

【来源】陈立煌. 马麻散三步法治疗不射精症 36 例报告. 安徽中医临床杂志，2000，（5）：408

🪷 王氏通精汤

蜈蚣 2 条　地龙 10g　穿山甲 10g　牛膝 10g　滑石 10g　皂刺 10g

柴胡 10g　郁金 10g　香附 6g

【用法】水煎服，每天 2 次，每日 1 剂。

【功效】活血化瘀，补肾通精。

【适应证】**不射精症（气滞血瘀型）**。症见：患者外生殖器发育正常，阴茎能正常勃起并插入阴道进行性交，但不能射精，无性欲高潮，有梦遗或手淫时不射精；排除手术、外伤、药物因素所致不射精。多伴有明确的前列腺炎史。

【临证加减】肝郁气滞型者加苏梗 10g，白芷 10g，菖蒲 10g；精道瘀阻型 8 例，加桃仁 10g，赤芍 10g，海金沙 10g；心脾两虚型加黄芪 20g，当归 10g，白术 10g；肾精亏虚型加黄精 10g，菟丝子 10g，紫河车 10g。

【疗效】30 例患者中，治愈 16 例，显效 10 例，无效 4 例，总有效率为 76.6%。

【来源】王良生. 通精汤加减治疗功能性不射精症临床观察. 中医药临床杂志，2011，（9）：786

第八节　逆行射精

逆行射精是指在性交过程中，有性高潮也有射精感觉，但未有精液自尿道排出体外，而从后尿道逆流进入膀胱的一种病症。其临床特点是有性欲，勃起佳，在性交过程中，有射精的感觉及动作，但精液不由尿道口射出，而是逆行射入膀胱。射精后患者排出的尿液浑浊、多泡沫，高倍镜下检查可见到大量精子。

本病诊断要点：①在性交过程中，有射精的感觉及动作，精液不由尿道口射出。②射精后患者排出的尿液浑浊、多泡沫。③显微镜下检查尿液可见到大量精子。

本病与脾肾虚弱及经络损伤有关。若久病体弱，脾胃受损，或劳损过度，而致脾肾双虚，脾虚运化失司，固摄失调，肾虚膀胱不约，因而导致精液倒流；或因手术损伤，情志抑郁，损伤筋脉，宗筋弛纵不束，膀胱关闭不利，而致精液倒流。病机多为久病体弱，或恣情纵欲，损伤肾气，肾虚膀胱不约，以致肾元亏虚，房事精液倒流；或为情志不遂，郁怒伤肝，肝失疏泄，气机逆乱，而致肝郁气逆，逆行射精；或为饮食不节，酿生湿热，或外感湿热，湿热下阻，湿热阻滞导致逆行射精；或跌仆损伤，久病入络，或房事不慎，精道损伤，精液不归精道，而逆流膀胱。治疗上，若以肾气不足，宜温补肾阳；若以精道瘀阻，宜活血化瘀通精；若以中气下陷为主，宜补中益气。

麻黄连翘赤小豆汤

麻黄 6g　甘草 6g　连翘 18g　赤小豆 30g　生姜 10g　苦杏仁 10g　大枣 10 枚　桑白皮 12g　王不留行 12g　蜂房 12g

【用法】水煎服，每日 2 次，日 1 剂。

【功效】清热利湿，消炎。

【适应证】**逆行射精（湿热下注型）**。症见：没有或者很少有精液从尿道口流出，患者在射精后尿液中可查见果糖和精子。

【临证加减】湿热症候较重，小便黄赤，涩痛，大便臭秽，舌苔厚腻者，重用连翘、赤小豆、生姜；病程较长，舌质紫暗，射精后小腹有隐痛感者重用赤小豆、王不留行；有支原体、衣原体感染或 AsAb 阳性者，重用连翘、桑白皮、甘草。

【疗效】治疗 87 例患者，痊愈 56 例，有效 25 例，无效 6 例，总有效率为 93.1%。

【来源】王忠民. 麻黄连翘赤小豆汤治疗逆行射精 87 例. 新中医，2001，(1)：55

逍遥散加减

柴胡 10g　当归 15g　白芍 15g　茯苓 15g　甘草 3g　龙骨 30g　牡蛎 30 枚　怀牛膝 12g　代赭石 24g　黄芪 24g　夏枯草 18g　蝉蜕 18g

【用法】水煎服，每日 2 次，日 1 剂。

【功效】清热利湿，消炎。

【适应证】**逆行射精（湿热下注型）**。症见：没有或者很少有精液从尿道口流出，患者在射精后尿液中可查见果糖和精子。

【临证加减】气虚者合用补中益气汤；湿热者加龙胆草、苍术、黄柏、丹皮、生薏苡仁；血瘀者加丹皮、穿山甲，改白芍为赤芍。

【疗效】治疗 98 例患者，痊愈（性交能正常射精，性交后第 1 次小便不浑浊，女方已怀孕）85 例，好转（临床症状缓解，性交可见少量精液射出或比以前射出后的精液增加）11 例，无效（临床症状未见明显好转）2 例，总有效率为93.1%。

【来源】冯保华. 逍遥散加减治疗逆行射精. 中国社区医师，2008，（12）：81

第九节　射精疼痛

射精疼痛是指在射精过程中发生的阴茎、尿道、会阴部、下腹部或阴囊上方等任何一个部位阵发性疼痛或隐痛，即男子性交疼痛。

本病的诊断要点是：①在射精过程中发生的阴茎、尿道、会阴部、下腹部或阴囊上方等任何一个部位阵发性疼痛或隐痛。②日常生活中上述部位无异常感觉。

本病属于中医学"房事疼痛"的范畴，常因肝郁气滞或房劳肾虚或湿热下注引起。本病的发病病机是：阴茎及宗筋所会，"肝主筋"，足厥阴肝经"绕阴器"。或情志不遂，肝郁气滞，则足厥阴肝经输泄不利；若此时入房，宗筋用事，则肝脉郁滞而茎络受阻，不通则痛；或纵欲房劳，房事不节，或频犯手淫，致肾气亏虚，茎络损伤而痛；或外感湿热或过食醇酒厚味，内酿湿热，或包皮过长，外阴不洁，积垢蕴湿，湿热之邪下扰精室，精室瘀阻，故射精时疼痛。若辨证为肝肾阴虚兼瘀证，治疗则宜滋养肝肾，活血化瘀。

六味地黄汤加减

茯苓 20g　山药 20g　丹参 20g　生地 15g　玄参 15g　丹皮 10g　木通 10g　肉桂 6g　生甘草 6g

【用法】水煎服，每日 2 次，日 1 剂。

【功效】滋补肾阳。

【适应证】**射精疼痛（肾阳不足型）**。症见：射精疼痛，伴心烦多梦，腰膝酸软，体倦乏力，头晕目眩，口干舌燥等症，舌红少苔，脉细稍数。

【临证加减】小腹胀者加枳实 10g，青皮 10g；情志不畅诱发者加香附 15g，木香 10g；寒滞肝脉者加吴茱萸 15g，姜黄 10g；寒邪较盛者加制附子

5g，桂枝 10g；湿邪较盛者加苍术 10g，白豆蔻 10g，佩兰 10g；气虚甚者加黄芪 30g，浮小麦 15g；阴虚者加北沙参 10g，麦门冬 10g，石斛 10g，玉竹 10g，熟地 30g；偏阳虚者加蛇床子 10g，吴茱萸 10g，鹿角胶 10g。

【来源】万慎曜. 射精痛的中医疗法. 开卷有益（求医问药），2002，(9)：33

四妙散加减

茯苓 20g　丹参 20g　苍术 10g　黄柏 10g　牛膝 10g　车前子 10g　枳壳 10g　生甘草 6g

【用法】水煎服，每日 2 次，日 1 剂。

【功效】清热利湿。

【适应证】**射精疼痛（湿热下注型）**。症见：射精疼痛，伴小便热赤浑浊，心烦少寐，大便后重不爽，脘腹痞满等症状，舌苔黄腻，脉数。

【临证加减】小腹胀者加青皮 10g；情志不畅诱发者加香附 15g，木香 10g；湿邪较盛者加白豆蔻 10g，佩兰 10g；阴虚者加北沙参 10g，麦门冬 10g，石斛 10g，玉竹 10g，熟地 30g。

【来源】万慎曜. 射精痛的中医疗法. 开卷有益（求医问药），2002，(9)：33

抵当汤加减

当归尾 15g　穿山甲 10g　丹参 20g　桃仁 10g　大黄 10g　陈皮 10g　红花 10g　牛膝 10g　甘草 10g

【用法】水煎服，每日 2 次，日 1 剂。

【功效】行瘀散结，开通精窍。

【适应证】**射精疼痛（精道瘀阻型）**。症见：射精疼痛，伴下腹部胀满，小便困难等症状，舌质紫暗或有瘀点，脉涩。

【临证加减】如尿道有结石，加金钱草 30g，海金沙 20g，鸡内金 15g，瞿麦 10g；若精液中有血，加三七 6g，琥珀粉 5g。

【来源】万慎曜. 射精痛的中医疗法. 开卷有益（求医问药），2002，(9)：33

知柏地黄汤加减

知母 10g　黄柏 10g　白芍 10g　淮山药 10g　丹皮 10g　茯苓 10g

泽泻 10g　生地黄 12g　山萸肉 6g　石菖蒲 6g

【用法】水煎服，每日 2 次，日 1 剂。

【功效】滋阴降火，清热止痛。

【适应证】**射精疼痛（阴虚火旺型）**。症见：射精疼痛，伴小便黄赤、尿道灼热、性欲亢进、遗精早泄、心烦口干、夜寐盗汗、在射精时感到阴茎、会阴等处隐痛或酸胀不适、舌红少苔。

【来源】吉庆. 治疗各型射精痛的经验方. 求医问药，2011，（10）：41

吉氏验方 1

乌药 10g　小茴香 10g　川楝子 10g　当归 10g　茯苓 10g　石菖蒲 10g　肉桂（后下）3g　厚朴 6g　木香 6g　炙甘草 6g　青皮 6g

【用法】水煎服，每日 2 次，日 1 剂。

【功效】暖肝化湿，行气止痛。

【适应证】**射精疼痛（寒滞肝脉型）**。症见：射精疼痛，并有少腹拘急、阴囊湿冷、睾丸坠胀、形寒肢冷，在射精时感到阴茎胀痛不适，舌淡、苔白润。

【来源】吉庆. 治疗各型射精痛的经验方. 求医问药，2011，（10）：41

吉氏验方 2

柴胡 10g　白蒺藜 10g　当归 10g　白芍 10g　延胡索 10g　牛膝 10g　路路通 10g　青皮 6g　陈皮 6g　木香 6g　炙麻黄 6g　石菖蒲 6g

【用法】水煎服，每日 2 次，日 1 剂。

【功效】理气解郁，通络止痛。

【适应证】**射精疼痛（肝郁阻络型）**。症见：射精疼痛，多有情志抑郁、过度紧张或焦虑、在射精时感到阴茎或阴部等部位胀痛不适、痛无定点、性欲低下、胸胁苦闷、烦躁易怒，舌质偏暗、苔薄白。

【来源】吉庆. 治疗各型射精痛的经验方. 求医问药，2011，（10）：41

吉氏验方 3

瞿麦 10g　萹蓄 10g　黄芩 10g　山栀子 10g　石菖蒲 10g　川牛膝

10g　王不留行 10g　车前子 15g

【用法】水煎服，每日 2 次，日 1 剂。

【功效】清热利湿，化瘀止痛。

【适应证】**射精疼痛（湿热瘀滞型）**。症见：射精疼痛，患者常有泌尿生殖系统炎症病史，在射精时有刺痛感、排精不畅、小便灼热、尿少而黄、滴沥不尽、阴囊潮湿黏腻，舌质暗红、苔黄腻。

【来源】吉庆. 治疗各型射精痛的经验方. 求医问药，2011，(10)：41

桃红四物汤加减

当归 10g　牛膝 10g　红花 10g　桃仁 10g　生地黄 10g　枳壳 10g　赤芍 10g　川芎 10g　橘核 10g　地龙 10g　柴胡 6g　桔梗 6g

【用法】水煎服，每日 2 次，日 1 剂。

【功效】活血行气，通络止痛。

【适应证】**射精疼痛（瘀血阻络型）**。症见：射精疼痛，患者常有慢性泌尿生殖系统炎症（病情久治不愈）或会阴、下腹发生损伤、在射精时有明显的刺痛感、疼痛放射至腹股沟或小腹部、排精不畅、精液中夹有咖啡色血液，舌质紫暗或有瘀斑。

【来源】吉庆. 治疗各型射精痛的经验方. 求医问药，2011，(10)：41

第五章

男科杂病

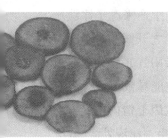
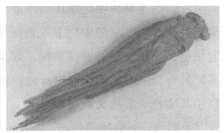
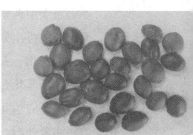

第一节 阴 汗

阴汗是阴部及其周围部分汗出过多,属于局部汗出异常的一种,可单独发生,亦可与手足部、腋部、头部等部位汗出异常合并发生。

西医学认为本病分为器质性和功能性疾病两种,器质性患者,有时为某些疾病如内分泌失调,糖尿病等的症状之一,功能性者,多为精神紧张焦虑、激动等使乙酰胆碱分泌增多,导致小汗腺分泌过多的汗液。临床表现是:阴部汗出过多,沾湿内裤,其汗色可正常也可色黄,可局限于阴部,亦可与手足、腋部、头部等部位汗出异常合并发生。由于阴部皮肤薄嫩,汗出过多,易发生擦烂性红斑,伴毛囊炎、疖等。本病的诊断要点是①阴部汗出过多,沾湿衣被,即可确诊。②实验室检查:可伴有血糖升高,甲状腺功能亢进。

本病属于中医学"阴汗"的范畴,中医学认为汗液的生产来源于津液所化,而汗液的排出则靠阳气的蒸化,靠阳中之卫气司汗孔之开阖,对于汗液既起蒸化的作用,又起固摄的作用,使其保持常量。如果阳气亢盛,内热熏蒸,可致汗液蒸化过多,另外,卫阳虚不能固摄汗液,也能导致多汗,尚有湿盛和气血瘀滞也可以引起多汗。病机大致可以分为:或因七情内伤,五志化火迫使津液外泄;或因卫阳微,肌肤腠理失司,不能固摄,津液外溢为汗;或因恣食生冷、肥甘损伤脾胃,脾失健运,升降失司,湿热内生致阴部汗出;或因气血运行失畅,气血瘀滞导致阴部汗出异常。本病治疗上须辨证论治,若为湿热蕴阻,则宜清热利湿止汗;若为寒湿阻滞,则宜温化寒湿;若为肾虚不固,则宜补肾益气,固摄止汗;若为阴虚火旺者,则宜滋阴降火止汗;若为肝经郁热者,则宜清肝泻火止汗;若为气血瘀滞,则宜行气活血止汗。

🪷 固真汤加减

柴胡 15g　升麻 15g　知母 15g　黄柏 20g　羌活 15g　泽泻 15g
龙胆草 6g　炙甘草 10g　麻黄根 15g

【用法】水煎服,每日 2 次,日 1 剂。

【功效】清热利湿,泻火解毒。

【适应证】**阴汗（湿热下注型）**。症见：外生殖器及周围（包括大腿内侧近腹阴处）部位经常汗多，且汗味多臊臭。

【临证加减】小腹胀者加枳实 10g，青皮 10g；情志不畅诱发者加香附 15g，木香 10g；寒滞肝脉者加吴茱萸 15g，姜黄 10g；寒邪较盛者加制附子 5g，桂枝 10g；湿邪较盛者加苍术 10g，白豆蔻 10g，佩兰 10g；气虚甚者加黄芪 30g，炒山药 30g，浮小麦 15g；阴虚者加北沙参 10g，麦门冬 10g，石斛 10g，玉竹 10g，熟地 30g；偏阳虚者加蛇床子 10g，吴茱萸 10g，鹿角胶 10g。

【疗效】43 例患者中，痊愈 43 例，好转 12 例，复发 2 例，无效 3 例，总有效率为 91.67%。

【来源】付崇，常德贵，张培海. 固真汤加减治疗阴汗 60 例临床观察. 江苏中医药，2010，（1）：38

龙胆泻肝汤加减

龙胆草 12g　黄芩 15g　栀子 15g　泽泻 20g　当归 9g　车前子 15g　黄连 9g　磁石 10g（先煎）

【用法】水煎服，每日 2 次，日 1 剂。

【功效】清热利湿，泻火解毒。

【适应证】**阴汗（湿热下注型）**。症见：外生殖器及周围（包括大腿内侧近腹阴处）部位经常汗多，且汗味多臊臭。

【来源】王爽. 龙胆泻肝汤的临床应用. 中国科技纵横，2010，（21）：208

第二节　缩阳症

缩阳症是指男子阴茎、睾丸和阴囊内缩，伴少腹拘急疼痛为主要表现的一种疾病。

本病多突然发病，也有缓慢发生者，此病多发于青壮年，偶见于儿童及老年人，病人多在发病之前就知道本病，误以为阴茎完全缩入腹腔则会有生命危险，一般散在发生，有时也会呈流行病的方式出现，即在一个地区，有成百上千人在短时间内同时发病。本病的诊断要点是：①病人多来自于"缩阳丧命"的错误观念广泛流行的地区，发病前一般都知道有缩阳症，"缩阳丧命"的错误观念根深蒂固。②起病急骤，常由受寒、精神刺激史。③病人自觉阴茎、阴囊及睾丸突发性内缩，伴少腹拘急，疼痛剧烈，甚至四肢发凉，冷汗淋漓。

本病属于中医学的"阳缩"、"外肾缩入"、"阴中拘挛"、"囊缩"、"阴挛缩"等，是由于肝、肾二脏功能失调导致宗筋失常而引起。多因起居不慎，劳倦过度，或大病久病之人正气不支，外感寒邪；或由于久居阴寒之地，或长期贪凉饮冷，寒邪直中入里，下客厥阴肝经，寒性凝滞收引，筋脉拘急而发病；或素体阳虚，或久病大病之后损伤肾阳，致命门火衰，阴寒内盛，宗脉失于温煦而拘急内缩；或情志不遂，焦虑恼怒，使肝失疏泄，气机郁滞，肝筋不利，宗脉拘急而发病；或素体肝肾阴虚，或热病伤阴，或房事不节，嗜食辛辣之品，导致肝肾阴虚，致肝筋失于濡养，拘急内缩而发本病；或肝郁化热，或素体阳热之体，复感热邪，热郁厥阴，灼伤筋脉，致宗筋拘急，遂发本病。在治疗上，若辨证为肾阳衰微证，宜温补肾阳；若为寒滞肝脉，宜温经逐寒，行气止痛；若为肝失疏泄，宜疏肝理气，缓解止痛；若为阴虚火旺，宜滋阴降火，缓急止痛；若为热郁厥阴，宜清肝泻火，缓急止痛。

❁ 暖肝煎加味

当归 15g　枸杞子 6g　乌药 6g　小茴香 12g　茯苓 30g　沉香 30g
肉桂 10g　生姜 6g

【用法】水煎服，每日 2 次，日 1 剂。

【功效】暖肝散寒，行气止痛。

【适应证】**缩阳症（寒滞肝脉型）**。症见：阴囊发凉，自觉阴茎内缩，睾丸上提，少腹疼痛，会阴部抽痛发作，面色㿠白，四肢欠温，冷汗涔涔，舌质淡、苔白，脉弦细。

【临证加减】若易怒者，加龙胆草 12g，丹皮 12g；心烦不寐者加莲子 15g，夏枯草 12g；五心烦热者加熟地 15g，龟板 15g；虚热汗出者加地骨皮 12g，白芍 12g；脾胃虚寒者加党参 15g，干姜 12g。

【疗效】4 例患者中，临床治愈 4 例，总有效率为 100%。

【来源】张晓苏. 暖肝煎加减治疗缩阳症. 民航医学，2001，(2)：26

金匮肾气丸

巴戟天 12g　淫羊藿 10g　附片 5g　肉桂 6g　山药 15g　熟地 12g
川牛膝 10g

【用法】水煎服，每日 2 次，日 1 剂。

【功效】温阳补虚，补肾固精。

【适应证】**缩阳症（肾阳虚型）**。症见：阴囊发凉，自觉阴茎内缩，睾丸上提，少腹疼痛，会阴部抽痛发作，面色㿠白，四肢欠温，冷汗涔涔，舌质淡、苔白，脉弦细。

【临证加减】伴少腹拘急疼痛者加小茴香、延胡索；遗精者加金樱子、牡蛎。

【疗效】9 例患者中，临床治愈 9 例，总有效率为 100%。

【来源】孟庆林. 金匮肾气丸结合心理疏导治疗缩阳症临床分析. 上海中医药杂志，2004，（9）

加减二陈汤

薏苡仁 15g　茯苓 12g　白术 10g　枳壳 10g　防己 12g　牛膝 10g
淮山药 15g　黄芪 15g　白芍 12g　郁金 10g　甘草 6g

【用法】水煎服，每日 2 次，日 1 剂。

【功效】化痰行气，温阳止痛。

【适应证】**缩阳症（痰瘀阻络型）**。症见：阴囊发凉，自觉阴茎内缩，睾丸上提，少腹疼痛，会阴部抽痛发作，面色㿠白，四肢欠温，冷汗涔涔，舌质淡、苔白，脉弦细。

【临证加减】伴少腹拘急疼痛者加小茴香、延胡索；肝郁气滞明显者可加升麻、柴胡。

【来源】曹国志. 加减二陈汤治疗缩阳症. 辽宁中医杂志，2002，（9）：567

归逆二妙汤

当归 15g　白芍 20g　桂枝 9g　炙甘草 10g　木通 6g　吴茱萸 10g
蜀椒 3g　小茴香 10g　苍术 20g　黄柏 10g　大枣 4 枚

【用法】水煎服，每日 3 次，日 1 剂。

【功效】化痰行气，温阳止痛。

【适应证】**缩阳症（寒凝肝脉）**。症见：阴囊发凉，自觉阴茎内缩，睾丸上提，少腹疼痛，会阴部抽痛发作，面色㿠白，四肢欠温，冷汗涔涔，舌质淡、苔白，脉弦细。

【临证加减】伴少腹拘急疼痛明显者加木瓜 20g，制附片（先煎）10g；每因情绪波动而诱发者加柴胡 15g，香附 20g；五心烦热，盗汗明显，腰膝酸软者加生地 30g，五味子 15g；气短乏力明显者加人参（另煎兑入）15g，生黄芪 20g；小便频数，淋漓不尽涩痛者加瞿麦 10g，萹蓄 10g。

【疗效】11 例患者中，显效 7 例，好转 4 例，总有效率为 100%。

【来源】陈占雄，董调红. 归逆二妙汤治疗缩阳症 11 例的体会. 中外医学研究，2012，（20）：106

暖肝煎加减

小茴香 12g　乌药 10g　当归 10g　肉桂 6g　炮附子 8g　沉香粉 3g（冲服）　吴茱萸 10g　橘核 10g　荔枝核 10g　延胡索 10g　干姜 10g

【用法】水煎服，每日 2 次，日 1 剂。

【功效】温经散寒，行气止痛。

【适应证】**缩阳症（寒滞肝脉型）**。症见：阴囊发凉，自觉阴茎内缩，睾丸上提，少腹疼痛，会阴部抽痛发作，面色㿠白，四肢欠温，冷汗涔涔，舌质淡、苔白，脉弦细。

【临证加减】伴少腹拘急疼痛者加延胡索、桂枝、香附；遗精者加金樱子；阳痿者加巴戟天、仙灵脾。

【疗效】31 例患者中，临床治愈 22 例，显效 5 例，有效 4 例，总有效率为 100%。

【来源】李银昌. 辨证分型治疗缩阳症 86 例. 江苏中医，2000，（12）：26

金匮肾气丸加减

巴戟天 12g　淫羊藿 10g　附片 5g　肉桂 6g　山药 15g　熟地 12g

小茴香 10g　乌药 10g　橘核 10g　川牛膝 10g

【用法】水煎服，每日 2 次，日 1 剂。

【功效】温阳散寒，行气止痛。

【适应证】**缩阳症（肾阳不足型）**。症见：阴囊发凉，自觉阴茎内缩，睾丸上提，少腹疼痛，会阴部抽痛发作，面色㿠白，四肢欠温，冷汗涔涔，舌质淡、苔白，脉弦细。

【临证加减】伴少腹拘急疼痛者加延胡索；心烦不寐者加炒枣仁、朱砂、琥珀（冲服）；遗精者加金樱子、牡蛎。

【疗效】26 例患者中，临床治愈 20 例，显效 4 例，有效 1 例，无效 1 例，总有效率为 96.1%。

【来源】李银昌. 辨证分型治疗缩阳症 86 例. 江苏中医，2000，(12)：26

知柏地黄汤加减

知母 12g 黄柏 10g 生地 10g 熟地 10g 山萸肉 10g 女贞子 10g 龟板 20g 丹皮 10g 泽泻 10g 黄连 5g 小茴香 10g

【用法】水煎服，每日 2 次，日 1 剂。

【功效】温经散寒，行气止痛。

【适应证】**缩阳症（寒滞肝脉型）**。症见：阴囊发凉，自觉阴茎内缩，睾丸上提，少腹疼痛，会阴部抽痛发作，面色㿠白，四肢欠温，冷汗涔涔，舌质淡、苔白，脉弦细。

【临证加减】伴少腹拘急疼痛者加延胡索；心烦不寐者加炒枣仁、柏子仁；遗精者加金樱子、牡蛎。

【疗效】29 例患者中，临床治愈 22 例，显效 3 例，有效 4 例，总有效率为 100%。

【来源】李银昌. 辨证分型治疗缩阳症 86 例. 江苏中医，2000，(12)：26

当归四逆汤

附子 20g 干姜 20g 酒白芍 30g 吴茱萸 15g 桂枝 10g 细辛 5g 当归 10g 小茴香 10g 茯苓 15g 黄芪 50g 菟丝子 20g 炙甘草 15g

【用法】水煎服，每日 2 次，日 1 剂。第三煎趁热熏洗阴部。同时配合针灸，主穴：肾俞、命门、腰阳关、三阴交；配穴：太冲、委中、足三里。刺法：双肾俞、双命门进行强刺激，配合烤电，留针30分钟。针刺后，用艾柱隔姜灸肾俞、命门，以局部潮红不起泡为宜。

【功效】养血，温经散寒。

【适应证】缩阳症（肾阳虚衰型）。症见：阴囊发凉，自觉阴茎内缩，睾丸上提，少腹疼痛，会阴部抽痛发作，面色㿠白，四肢欠温，冷汗涔涔，舌质淡、苔白，脉弦细。

【来源】石痕，王淑媛. 当归四逆汤配合针灸治疗缩阳症1例. 内蒙古中医药，2010，29（6）：104

第六章

阴茎精索精囊疾病

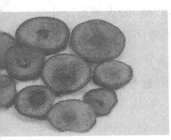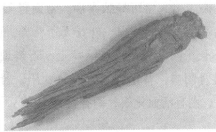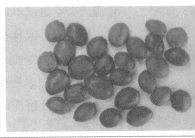

第一节　阴茎短小

阴茎短小尚无明确的概念，我国正常男子阴茎平均长度为 7~10cm，勃起后长度可增加一倍，一般来说，凡成年期男子阴茎长度与周径在常温下小于我国正常男子的平均值，且影响性生活者，即为阴茎短小症。

本病的诊断要点是：①可有家族史。②阴茎特小，与年龄不符，但外观正常，其长度与直径比值正常。其长度小于正常阴茎长度的 2.5 个标准差以上。有的阴茎海绵体发育不良。③检查无阴囊，有睾丸小、软、下降不全或缺如等畸形。④实验室检查及相关检查可发现异常改变，如：LH、FSH 升高，或可发现染色体异常改变；或颅脑 CT、MRI 检查可发现下丘脑或垂体病变。

本病属于中医学"阳物短小"的范畴，阴茎之发育，由肾、天癸所主，肾虚天癸不足或肝经瘀滞引起常可导致本病。常因肾阳虚衰，命火不足，外肾失于温煦，或肾精不足，阴液亏损，外肾无所营养，而致阴茎短小；或因肝经瘀滞导致宗筋不长，阴茎短小。在治疗上，若辨证为肾虚天癸不足证，则宜区分肾阳虚还是肾阴虚，肾阳虚者宜温肾壮阳，肾阴虚者宜滋阴补肾。若辨证为肝经瘀滞证，则宜活血化瘀，调补天癸。

❀ 地黄饮子

熟地 15g　山萸肉 12g　石斛 6g　肉苁蓉 10g　五味子 6g　官桂 6g　茯苓 10g　麦冬 12g　炮附子 6g　菖蒲 6g　远志 6g　巴戟天 15g　生姜 10g　大枣 5 枚

【用法】水煎服，每日 2 次，日 1 剂。

【功效】滋肾阴，补肾阳，安心神，通下窍。

【适应证】**阴茎短小（肾气亏虚型）**。症见：阴茎短小，副性征发育不良，腰膝酸软，性情抑郁，舌淡苔薄，脉细弱。

【来源】潘学荣，潘占岐. 临床应用中医药治疗男性阴茎短小. 中西医结合，2009，(12)：146

补肾育麟丹

鹿茸1具　人参300g　山萸肉180g　熟地180g　肉苁蓉180g　巴
戟天180g　炒白术240g　炙黄芪240g　淫羊藿240g　山药240g　蛇
床子120g　菟丝子120g　柏子仁90g　芡实240g　肉桂90g　麦冬60g
五味子60g　锁阳60g　紫河车1个　海狗肾1根　蛤蚧1对　黄连
30g　砂仁15g

【用法】上药共研为细末，练蜜为丸，每次2g。

【功效】填精补血。

【适应证】**阴茎短小（精血亏虚型）**。症见：阴茎短小，阳痿早泄，精少
不育等，伴见头晕，耳鸣，气短神疲，腰膝酸软，舌质淡白，脉细弱。

【来源】潘学荣，潘占岐. 临床应用中医药治疗男性阴茎短小. 中西医结合，2009，
（12）：146

补肾散

熟地30g　巴戟天30g　山萸肉30g　枸杞子30g　仙茅30g　紫河
车30g　肉苁蓉30g　补骨脂30g　人参15g　怀牛膝15g　当归15g
柴胡10g　蜈蚣10条　麝香1.5g

【用法】上药共研细末，每岁每次1g（随年龄增加口服2次，3个月为1
个疗程）。

【功效】补肾精，益天癸，安气血，润宗筋。

【适应证】**阴茎短小（肾精不足型）**。症见：阴茎短小，举而不坚，可见
性欲淡薄，毛发不泽，发育欠佳，体倦神疲，舌质淡，脉沉细。

【来源】潘学荣，潘占岐. 临床应用中医药治疗男性阴茎短小. 中西医结合，2009，
（12）：146

补骨壮元汤

附子10g　仙茅10g　胡芦巴10g　熟地10g　炙淫羊藿10g　巴戟
天10g　阳起石10g　白术10g　党参10g　山药10g　肉桂6g　鹿角霜
6g　甘草3g

【用法】水煎服，每日2次，日1剂。

【功效】温肾壮阳。

【适应证】阴茎短小（肾阳不足型）。症见：阴茎短小，副性征发育不良，腰膝酸软，手足不温，阳事不举，舌淡苔薄白，脉弱无力。

【来源】潘学荣，潘占岐. 临床应用中医药治疗男性阴茎短小. 中西医结合，2009，(12)：146

第二节　阴茎硬结症

阴茎硬结症是阴茎海绵体白膜及阴茎筋膜之间发生纤维硬结的一种病变，病因未明，又名阴茎结节性海绵体炎。

本病临床表现是：阴茎背侧有单个或多个条索状硬结，伴有阴茎疼痛，勃起痛，阴茎向硬结侧弯曲，本病多见于中老年人，起病缓慢，常为偶然发现。或在性交时感觉严重疼痛或性交困难时而引起注意。本病除影响正常的性生活外，一般无其他不良后果。本病的诊断要点是：①发病年龄多在40岁以上。②阴茎背侧可触及硬结或条索状斑块，质地如软骨。③勃起疼痛及勃起弯曲影响性交，并可出现阳痿等性功能障碍。④阴茎平片检查可见病灶阴影，阴茎海绵体造影检查可发现病变部位。

本病属于中医学"玉茎结疽"、"阴茎痰核"等范畴。本病的病位在阴茎，涉及肝、脾、肾等脏，基本病机为气滞、血瘀、痰凝宗筋，在发病过程中或属气滞血瘀，或为痰浊凝滞，或是痰瘀互结。常因情志失调，肝气郁结，失于疏泄，气血津液不能疏布，津液聚集成痰，血凝为瘀；或房事不节，用力过猛，或跌打损挫，阴茎受伤，致使宗筋气血瘀滞，发为本病；或因喜食肥甘，嗜酒无度，损伤脾胃，脾胃虚弱，失于运化，致使痰浊内生，或湿从下侵，蕴结而久，酿生痰湿，凝聚宗筋，遂生本病；或气滞血瘀日久导致痰瘀互结宗筋，致使本病病程缠绵难愈。治疗上，若为气滞血瘀证，则宜行气活血；若为痰浊凝滞，则宜化痰散结；若为痰瘀互结证，则宜化痰化瘀，软坚散结。

补肾散结汤

熟地10g　山茱萸10g　泽泻10g　牡丹皮10g　丹参20g　橘核20g　海藻10g　陈皮10g　桃仁10g　红花6g　川楝子10g　木香10g　肉桂6g

【用法】水煎服，每日2次，日1剂。

【功效】补肾疏肝，活血化瘀。

【适应证】**阴茎硬结症（肝郁肾虚型）**。症见：阴茎弯曲、阴茎疼痛、阴茎斑块和阴茎勃起功能障碍。

【临证加减】湿热毒甚加银花、连翘、生山栀等；以瘀滞为著者用炮穿山甲、三棱、莪术、夏枯草。

【疗效】28例患者中，临床治愈12例，有效10例，无效6例，总有效率为78.6%。

【来源】卢子杰. 补肾散结汤治疗阴茎硬结症28例. 吉林中医药，2001，(2)：26

阴茎除结汤

陈皮12g　半夏10g　茯苓12g　莪术15g　三棱15g　夏枯草20g　猫爪草20g　白芥子15g　浙贝母12g　制乳香10g　制没药10g　川楝子12g　柴胡10g　牛膝12g　白术10g　丝瓜络15g

【用法】水煎服，每日2次，日1剂。

【功效】补肾疏肝，活血化瘀，化痰除湿。

【适应证】**阴茎硬结症（痰凝气滞型）**。症见：阴茎弯曲、阴茎疼痛、阴茎斑块和阴茎勃起功能障碍，可伴有会阴部不适、下坠感、排尿不畅，严重病例可出现阳痿，硬结不溃烂、不恶变。

【临证加减】夹杂湿热可加银花、连翘、生山栀等；以瘀滞为著者加炮穿山甲。

【疗效】30例患者中，临床治愈23例，有效7例，总有效率为100%。

【来源】张宝兴，张海. 除结汤治疗阴茎硬结症30例. 山西中医，2001，(4)：43

桂枝汤加味

桂枝6g　甘草6g　防风6g　白芍9g　生姜4g　大枣5枚　白

术 10g

【用法】水煎服，每日 2 次，日 1 剂。

【功效】补肾疏肝，活血化瘀。

【适应证】**阴茎硬结症（营卫失和，痰核凝结型）**。症见：阴茎弯曲、阴茎疼痛、阴茎斑块和阴茎勃起功能障碍。

【临证加减】痰瘀阻滞较重者可加橘核、玄参、鸡血藤、浙贝母等。

【疗效】2 例患者中，临床治愈 2 例，总有效率为 100%。

【来源】刘进虎. 桂枝汤治疗小儿阴茎硬结症. 湖北中医杂志，2001，（1）

🪷 搜络逐瘀汤

炙水蛭 6g　炙蜈蚣 2 条　莪术 15g　丹参 15g　红花 10g　当归尾 10g　白芥子 10g　大贝母 10g　制半夏 10g　海藻 10g　昆布 10g

【用法】水煎服，每日 2 次，日 1 剂。并配合消结外洗方，药用：三棱 30g，莪术 30g，红花 20g，桃仁 20g，皂刺 20g，夏枯草 15g，白芥子 15g。以上中药煎后取液 600ml，局部外洗浸泡或用药布浸汁缠渍阴茎 30 分钟，每日 2 次，药汁加热可反复使用（两周内）。

【功效】祛痰行气，活血化瘀。

【适应证】**阴茎硬结症（痰瘀凝结型）**。症见：阴茎弯曲、阴茎疼痛、阴茎斑块和阴茎勃起功能障碍。舌质淡红，舌苔薄白，脉弱。

【临证加减】有阳痿早泄者加仙茅、淫羊藿、锁阳、金樱子；有便溏、畏寒者加炒白术、云茯苓、肉桂；有小腹会阴部胀痛，尿后余沥不尽者加益智仁、台乌药、木通；硬结明显者加延胡索、失笑散。

【疗效】36 例患者中，临床治愈 22 例，显效 5 例，有效 5 例，无效 4 例，总有效率为 88.9%。

【来源】邵吉庆. 内外合治阴茎硬结症 36 例. 山西中医，2009，（7）：18

🪷 阳和汤加减

熟地黄 15g　鹿角胶 10g（烊化）　炮姜 10g　肉桂 10g　麻黄 10g　白芥子 10g　生甘草 10g

【用法】水煎服，每日 2 次，日 1 剂。

【功效】祛痰行气，活血化瘀。

【适应证】**阴茎硬结症（痰瘀凝结型）**。症见：阴茎弯曲、阴茎疼痛、阴茎斑块和阴茎勃起功能障碍；皮色不变，结节较硬，疼痛，不破溃，舌质淡红，舌苔薄白，脉弱。

【临证加减】血瘀疼痛重者加乳香、没药；硬结大，阴茎变形者加穿山甲、蜈蚣；肝郁气滞者加川楝子、夏枯草；脾虚痰浊明显者加白术、川贝母；肾阳虚明显者加桂枝、附子。

【疗效】19 例患者中，临床治愈 11 例，显效 4 例，好转 2 例，无效 2 例，总有效率为 89.5%。

【来源】宣志华. 阳和汤加减治疗阴茎硬结症 19 例. 河北中医，2003，(7)：506

🪷 阴茎化结汤

柴胡 10g　陈皮 12g　香附 12g　川芎 10g　赤芍 9g　枳实 9g　甘草 5g　党参 12g　黄芪 15g　茯苓 10g　当归 10g　制乳香 9g　制没药 9g　莪术 9g　牛膝 9g　橘核 9g　荔枝核 9g　枸杞子 12g　补骨脂 12g　桑葚 12g

【用法】水煎服，每日 2 次，日 1 剂。可配合维生素 E。

【功效】祛痰行气，活血化瘀。

【适应证】**阴茎硬结症（痰瘀凝结型）**。症见：阴茎弯曲、阴茎疼痛、阴茎斑块和阴茎勃起功能障碍。舌质淡红，舌苔薄白，脉弱。

【临证加减】有小腹会阴部胀痛，尿后余沥不尽者加益智仁、台乌药。

【疗效】46 例患者中，临床治愈 38 例，有效 7 例，无效 1 例，总有效率为 97.7%。

【来源】孙延华. 阴茎化结汤并维生素 E 治疗阴茎硬结症 46 例. 心理医生，2012，(216)：106

🪷 杨氏验方

穿山甲 12g　浙贝母 10g　当归尾 10g　赤芍 8g　皂角刺 10g　天花粉 10g　乳香 6g　没药 6g　青皮 7g　黄柏 10g　生北芪 12g　三棱 10g　莪术 10g

【用法】水煎服，每日2次，隔日1剂。

【功效】祛痰行气，活血化瘀。

【适应证】**阴茎硬结症（痰瘀凝结型）**。症见：阴茎弯曲、阴茎疼痛、阴茎斑块和阴茎勃起功能障碍。舌质淡红，舌苔薄白，脉弱。

【临证加减】有阳痿早泄者加仙茅、淫羊藿、锁阳、金樱子；有便溏、畏寒者加炒白术、肉桂；有小腹会阴部胀痛，尿后余沥不尽者加益智仁、台乌药、木通；硬结明显者加延胡索。

【疗效】33例患者中，临床治愈17例，显效9例，有效3例，无效4例，总有效率为87.88%。

【来源】杨峰涛，邓汪东. 中西医结合治疗阴茎硬结症33例. 实用医学杂志. 2008，（12）：59

第三节　精索静脉曲张

精索静脉曲张系精索的静脉回流受阻或瓣膜失效血液反流引起血液瘀滞，导致蔓状静脉丛迂曲扩张而形成的阴囊血管性肿块，及由此而产生的一系列症状。

本病是青年人最常见的阴囊肿块之一，亦为男性不育症的重要原因。临床主要表现为阴囊持续的牵拉、坠胀感和钝性隐痛，站立及行走时尤为明显，平卧休息后可减轻。发病率在男性人群中为10%～15%，多见于青壮年。本病的诊断要点是：①青壮年，阴囊坠胀不适或小腹、腹股沟牵拉性疼痛，站立时精索静脉曲张，迂曲成团，平卧时消失。②体检时患侧阴囊皮肤松弛，下垂，明显暴露出浅蓝色的静脉丛。③超声及造影对本病的诊断有重要的作用。

本病属于中医学"筋瘤"的范畴，本病病位在阴囊脉道，主要和肝、肾相关。总的病因病机为肝肾亏虚，瘀血凝滞，络脉阻塞。此外劳倦脾虚，中气下陷，脉络失养者，亦可发生。本病常因恼怒不解，郁怒不休，情志失畅，肝气郁滞，气滞血瘀导致筋瘤；或因嗜食肥甘厚味，脾胃内伤，蕴生湿热，或外感湿热之邪，湿热下注，经络不畅所致。亦可因血瘀阻络或肝肾亏虚而致。治疗上需要辨证论治，若辨证为血瘀筋脉证，则宜活血通络行气；若辨证为热瘀筋脉证，则宜清热凉血活血；若辨证为寒滞筋脉证，则宜温经散寒，行气止痛；若辨证为湿热瘀阻证，则宜补肾逐瘀，清热利湿；若辨证为血燥筋挛证，则宜清肝解郁，养血舒筋。

🪷 张氏验方

　　黄芪 25g　桂枝 10g　干地黄 25g　党参 15g　茯苓 15g　菟丝子 15g　白术 10g　桃仁 10g　淫羊藿 10g　当归 10g　赤芍 15g　枸杞子 10g　柴胡 5g　丹参 15g　炙甘草 10g

【用法】水煎服，每天 2 次，每日 1 剂。

【功效】活血化瘀，通阳止痛。

【适应证】**精索静脉曲张（肾虚血瘀型）**。症见：阴囊坠胀不适或小腹、腹股沟牵拉性疼痛，站立时精索静脉曲张，迂曲成团，平卧时消失。体检时患侧阴囊皮肤松弛，下垂，明显暴露出浅蓝色的静脉丛。彩超提示有精索静脉曲张。伴舌红，苔白腻，脉弦细。

【临证加减】精子活动率低者加熟附子 10g，仙茅 5g，巴戟天 10g，肉苁蓉 15g；精子数量少者，加板蓝根 20g，萆薢 15g，土茯苓 15g，地骨皮 15g，知母 10g，黄柏 10g。

【疗效】110 例患者中，治愈 52 例，显效 22 例，有效 16 例，无效 20 例，总有效率 81.82%。

【来源】吕建平，张耀泉，区梅芳，等. 中、西药 2 种方案治疗精索静脉曲张不育症的成本—疗效分析. 中国药房，2005，(6)：437

第四节　精囊炎

　　精囊炎是男性生殖系统常见的感染性疾病之一，其发病原因和感染途径与前列腺炎相同，但发病率较前列腺炎低。其主要临床特征是"血精"，即精液里患有程度不同的血液。

　　本病在临床上常分为急性和慢性两种，急性者与急性前列腺炎症状相似，慢性者常与慢性前列腺炎伴发，临床上血精反复发现，迁延不愈，并伴有射精疼痛，同时也是引起复发性附睾炎的常见原因。临床症状是：血精、尿路感染症状、性功能障碍症状、炎症严重时，形成精囊脓肿可引起畏寒、发热等，脓肿破溃后，脓液流入膀胱，可加重尿路感染症状。体征：直肠指诊在急性精囊炎时可触及肿大的精囊，且触痛明显；慢性精囊炎时精囊肿大有时不明显，但精囊质地变韧，或有结节感。本病的诊断要点是：①性交、遗精或手淫时射出的精液呈血性改变。②射精时会阴部疼痛；或会阴、下腹部、直肠胀痛不适。③直肠指诊精囊有明显病理改变。④精液常规分析可见大量红细胞或同时见有白细胞、脓细胞。⑤B超、精囊造影等可发现精囊有明显病理改变。

本病属于中医学"血精"的范畴，病位在精室，与肝、肾密切相关，其常见病因病机为湿热下注，阴虚火旺所致精室受扰，迫血外出；脾肾两虚时失于统摄封藏及瘀血阻络，血溢脉外亦导致出血。在治疗上，若为湿热蕴结证，则宜清热利湿，解毒止血；若为阴虚火旺证，则宜滋阴降火，凉血止血；若为脾肾两虚证，则宜健脾益肾，固摄止血；若为瘀血阻络证，则宜活血化瘀，养血止血。

🪷 龙仙汤

鱼腥草 30g　知母、黄柏各 15g　仙鹤草 30g　地龙 30g　公英 30g　牛膝 30g　覆盆子 30g　川楝子 15g　猪肾 1 枚

【用法】煎前用冷水泡 40 分钟以上，待煮沸后文火再煎 20 ~ 30 分钟，将药水倒出备用；猪肾以刀切开，去筋膜，以椒盐淹去腥水洗净，切成片，用上述备用药水煮 3 分钟，稍冷后连肾和药一起服下。

【功效】补精益肾，解毒祛瘀，凉血止血。

【适应证】慢性精囊炎（肾虚血热互结型）。症见：性交时射出红色精液，伴有腰膝酸软，口干舌燥。

【临证加减】伴肾阴虚者，加生地、何首乌、山茱萸；若精液夹血较多者，加旱莲草、三七粉。

【疗效】24 例患者中，治愈 12 例，显效 9 例，无效 3 例，总有效率为 87.5%。

【来源】郝淑然，王晓明，朱树亚. 龙仙汤治疗慢性精 24 例临床观察. 河南中医，1996，(4)：237

🪷 知柏地黄汤

知母 6g　黄柏 10g　生地黄 12g　山萸肉 9g　淮山药 15g　丹皮炭 10g　泽泻 10g　茯苓 10g　侧柏炭 10g　苎麻根 30g　参三七粉 10g（冲服）

【用法】水煎服，每日 2 次，日 1 剂。

【功效】滋阴降火，清热利湿。

【适应证】**慢性精囊炎（阴虚湿热下注型）**。症见：反复出现血精，可合并有会阴或下腹部不适，排尿灼热不适等症状，舌质红、苔黄腻，脉滑数。

【疗效】22 例患者中，治愈 8 例，有效 10 例，无效 4 例，总有效率为 81.8%。

【来源】周华，孙志兴. 知柏地黄汤治疗慢性精囊炎血精 22 例疗效观察. 云南中医中药杂志，2009，(11)：41

🪷 仙鹤饮

仙鹤草 30g　金银花 30g　白茅根 30g　公英 30g　黄柏 10g　龙胆草 10g　香附 10g　地榆炭 15g　连翘 15g　生甘草 6g

【用法】水煎服，每日 2 次，日 1 剂。服药期间禁烟酒及辛辣刺激性食物，保持合理的正常性生活，但不可过频。炎症较重者应停止性生活。

【功效】清利湿热，凉血止血。

【适应证】**精囊炎（湿热下注损伤血络型）**。症见：性交时射出红色精液，伴有会阴部隐痛不适，排尿欠通畅，舌质偏红，苔薄黄较腻，脉弦有力。

【临证加减】阴虚火旺者，加阿胶、生地、龟板；尿频尿赤而痛者，加泽泻、木通、车前子；体温增高者，酌加白虎汤之类；反复发作或久病而见瘀血征象者，加三七；实验室检查血象高者，加抗生素。

【疗效】23 例患者中，治愈 14 例，显效 7 例，无效 2 例，总有效率为 91.3%。

【来源】王国华，陈建衡，薛晓彤. 仙鹤饮治疗精囊炎 23 例. 陕西中医，2002，(8)：729

🪷 五味消毒饮加味

金银花 15g　蒲公英 20g　紫花地丁 10g　野菊花 30g　紫背天葵

子 15g　鱼腥草 15g　车前草 30g　牡丹皮 10g　生地黄 12g　白茅根 10g　地榆 10g　炙甘草 6g

【用法】水煎服，每日 2 次，日 1 剂。

【功效】清热解毒，通淋止血。

【适应证】**精囊炎（火热炽盛型）**。症见：精液呈红色，有时伴有射精痛，小便黄，尿灼热，尿频，下腹部和会阴部坠胀不适，口苦，舌红，苔薄黄腻，脉数。

【临证加减】阴虚火旺者，加知母、山栀子、龟板；下焦湿热者，加龙胆草、炒山栀子；脾肾虚者，加归脾丸；瘀血阻络者，加桃仁、红花、川芎、三七粉。

【疗效】86 例患者中，治愈 39 例，有效 25 例，显效 14 例，无效 8 例，总有效率为 90.7%。

【来源】张建华. 五味消毒饮加味治疗精囊炎血精症的症治探讨. 光明中医，2012，(2)：68 - 69

三七四草汤

参三七粉 6g　旱莲草 30g　鱼腥草 30g　白花蛇舌草 30g　车前草 15g

【用法】四草水煎 2 次，各取汁 100ml，三七粉分兑于 2 次煎液，早晚空腹服。治疗期间忌酒及辛辣刺激食物并指导合理房事。

【功效】滋阴清热，化瘀止血。

【适应证】**慢性精囊炎（阴虚火旺，瘀血妄行型）**。症见：性生活时见血性精液，伴射精疼痛，心烦、口干、盗汗等症，舌质暗红、舌苔黄，脉象沉细弦。

【临证加减】阴虚甚者，加生地、女贞子；出血甚者，加仙鹤草、茜草；热甚者，加黄柏、野菊花；无湿证者，去车前草。

【疗效】50 例患者中，治愈 25 例，好转 24 例，未愈 1 例，总有效率为 98%。

【来源】赵振起. 三七四草汤治疗慢性精囊炎 50 例临床体会. 北京中医，2001，(4)：15

安精汤

生地30g 山萸肉6g 知母10g 黄柏10g 当归10g 紫草10g
丹皮6g 苎麻根25g 白茅根30g

【用法】用水泡30分钟，取水1000毫升，先用大火烧开，再用文火烧20分钟，取药汁150毫升，两煎混合之后使用，一日1剂，分2次温服。服药期间不要喝茶叶，忌辛辣腥发之物，忌烟酒。

【功效】滋阴降火，凉血止血。

【适应证】**精囊炎（阴虚火旺，血热妄行型）**。症见：性生活时见血性精液，伴少腹胀痛不适、口干喜饮、夜寐盗汗，舌质红、少苔，脉象细数。

【临证加减】兼五心烦热，性情急躁，口干喜饮，夜寐盗汗，舌红少苔，以阴虚偏重者，加知母、黄柏、女贞子、旱莲草；有肉眼血精颜色鲜红，排尿不适，少腹部坠胀，会阴部隐痛，舌苔黄脉滑数，伴有湿热者，加车前子、草薢、黄柏；肉眼血精颜色淡，周身乏力，腰膝酸软，性欲淡漠或阳痿早泄，舌质淡脉细弱伴有脾肾虚者，加芡实、杜仲、川断、淫羊藿；伴有会阴部刺痛，舌质紫暗或边有瘀斑者，加桃仁、红花。

【疗效】51例患者中，治愈43例，有效8例，无效0例，总有效率为100%。

【来源】鲍身涛，张瑾. 安精汤治疗血精症疗效观察——附102例临床分析. 中国性科学，2007，（7）：25－26

龙马牛虎汤

龙胆草30g 马鞭草30g 红藤30g 虎杖10g 知母12g 黄柏12g 墨旱莲10g 女贞子10g 车前子10g 怀牛膝10g 生茜草10g 三七粉3g（冲） 甘草3g

【用法】每剂煎3次，每次煎汁约100ml，早晚分2次服，第三煎100ml，临睡前进行保留灌肠，中药汁温度要适中。西药：诺氟沙星0.1g×2片/次，2次/日，肾上腺色腙片2.5mg×2片/次，每日3次。

【功效】清热泻火，养阴止血。

【适应证】**精囊炎（阴虚火旺，血热妄行型）**。

【疗效】33例患者中，治愈29例，好转3例，无效1例，总有效率为 92%。

【来源】柴科远，金东明．中西医结合治疗精囊炎 33 例．现代中西医结合杂志，2007，(36)：5446－5447

🪷 解毒益肾止血汤加减

槐花 20g　肉苁蓉 20g　山茱萸 20g　丹参 30g　牛大力 30g　毛冬青 30g　知母 15g　黄柏 15g　怀牛膝 15g　莪术 10g　地榆 10g

【用法】水煎服，每日 2 次，日 1 剂。西药：口服盐酸洛美沙星片 0.3g，1 日 2 次。

【功效】解毒益肾，滋阴降火，宁络止血。

【适应证】**精囊炎（阴虚火旺，血热妄行型）**。症见：性生活时见血性精液，伴少腹及会阴胀痛，心烦口干等症，舌红少苔，脉涩数。

【临证加减】湿热偏重者，加滑石、车前子、蒲公英；脾肾两虚者，加党参、白术、杜仲；瘀血内结者，加五灵脂、琥珀。

【疗效】56 例患者中，治愈 47 例，有效 7 例，无效 2 例，总有效率为 96.5%。

【来源】王燚．中西医结合治疗精囊炎 56 例．光明中医，2008，(1)：38－39

🪷 仙鹤白莲汤

仙鹤草 30g　旱莲草 20g　生地炭 20g　女贞子 15g　山萸肉 20g
枸杞子 20g　半枝莲 20g　金银花 20g　白花蛇舌草 20g　黄芩炭 10g
茅根炭 20g

【用法】水煎服，每日 2 次，日 1 剂。西药：口服氧氟沙星 0.2g，每日 3 次口服；酚磺乙胺 0.25g，每日 2 次肌内注射。

【功效】清热利湿，养阴止血。

【适应证】**精囊炎（湿热下注型）**。

【临证加减】阴虚重者，加熟地 30g，龟板 15g，何首乌 20g，玄参 10g；湿热重者，加盐黄柏 10g，蒲公英 30g；气阴两虚者，加人参 10g，黄芪 30g，阿胶 10g。

【疗效】50 例患者中，治愈 50 例，无效 0 例，总有效率为 100%。

【来源】张定法，郭永成. 中西医结合治疗精囊炎 50 例. 吉林中医药，1999，（3）：36

江氏验方

赤芍 15g　藕节炭 15g　仙鹤草 15g　桃仁 12g　当归 12g　川芎 10g　生三七粉 10g　五灵脂 15g　延胡索 10g　红花 6g　琥珀末 1.5g

【用法】水煎服，每日 2 次，日 1 剂。西药：口服左氧氟沙星 0.2g，罗红霉素 0.1g，卡络磺钠片 20mg，各每日 2 次。

【功效】清热利湿，滋阴益气。

【适应证】**精囊炎（湿热下注，阴虚火旺型）**。

【疗效】42 例患者中，治愈 28 例，显效 9 例，有效 4 例，无效 1 例，总有效率为 97.6%。

【来源】江铭. 中西医结合治疗精囊炎疗效观察. 右江医学，2011，（4）：426－427

桃红四物汤加减

当归 12g　桃仁 10g　赤芍 12g　炒川芎 6g　茯苓 10g　红花 6g　苍术 10g　白术 10g　生甘草 6g　益母草 15g　牛膝 10g　生地 12g　生蒲黄 10g　三七粉（冲服）3g　蒲公英 30g　车前子 15g

【用法】水煎服，每日 2 次，日 1 剂。西药：口服环丙沙星 0.2g，每天 3 次；支原体及衣原体感染者，加用罗红霉素片 0.3g，每天 1 次。

【功效】活血祛瘀，行气养血。

【适应证】**精囊炎（瘀血阻络，气血不足型）**。

【临证加减】气虚者，加黄芪、党参；夜寐不安者，加夜交藤、合欢皮。

【疗效】18 例患者中，治愈 18 例，无效 0 例，总有效率为 100%。

【来源】叶明. 中西医结合治疗慢性精囊炎. 湖北中医杂志，2010，（12）：32－33

知柏地黄丸加减

知母 15g　黄柏 20g　生地 30g　山药 20g　山萸肉 20g　丹皮 15g　泽泻 15g　茯苓 20g　侧柏炭 15g　槐花炭 15g

【用法】水煎服，每日 2 次，日 1 剂。西药：肌内注射青霉素 80 万单位，

1天2次。

【功效】滋阴降火。

【适应证】**精囊炎（阴虚火旺型）**。症见：性生活时见血性精液，伴见尿频、尿急、会阴睾丸坠胀疼痛，腰酸，五心烦热，头晕眼花，神疲乏力，舌质红少苔，脉细数。

【临证加减】阴虚火旺重者加鳖甲12g；痰瘀重者加南星10g，枳实10g；气血虚者加黄芪30g；湿热重者加茵陈20g；血精重者加炒蒲黄20g。

【疗效】36例患者中，治愈20例，显效12例，有效4例，无效0例，总有效率为100%。

【来源】白庚臣. 中西医结合治疗血精性精囊炎. 河南中医药学刊，2001，（1）：45－46

🪷 赵氏验方

　　黄芪20g　生地10g　五味子10g　枸杞子20g　山药50g　山茱萸20g　黄柏15g　女贞子15g　槐花炭20g　侧柏炭10g　白芍30g　知母15g　白茅根30g　小蓟20g　土茯苓30g　甘草5g

【用法】水煎服，每日2次，日1剂。

【功效】滋阴降火。

【适应证】**精囊炎（阴虚火旺型）**。症见：性生活时见血性精液，伴见尿频、尿急、会阴睾丸坠胀疼痛，腰酸，五心烦热，头晕眼花，神疲乏力，舌质红少苔，脉细数。

【临证加减】阴虚火旺重者加黄连15g；痰瘀重者加胆南星10g；湿热重者加金银花20g，茵陈20g；血精重者加炒蒲黄20g。

【疗效】30例患者中，治愈18例，显效8例，有效3例，无效1例，总有效率为96.7%。

【来源】赵志勇，佟志刚，韩万峰. 滋阴清热法治疗精囊炎60例临床疗效观察. 吉林中医药，2007，（2）：27－28

🪷 吴氏验方

　　知母10g　生地黄10g　生黄芪30g　赤芍15g　三七粉3g（冲服）

牡丹皮 10g　黄连 5g　炒栀子 10g　茜草 15g　地榆 10g　蒲黄炭 10g

【用法】水煎服，每日 2 次，日 1 剂。

【功效】滋阴清热，益气活血。

【适应证】**精囊炎（阴虚火旺，气血不足型）**。症见：性生活时见血性精液，伴射精痛、性功能减退或下腹部会阴和两侧腹股沟胀痛不适，或尿频、尿急，或血尿，呈慢性经过，反复发作，舌红少苔，脉细数。

【临证加减】排尿时灼热不适或尿急尿频，精液中 WBC 较多时，加半枝莲 30g，龙胆草 10g；腰骶酸痛、性欲减退者，加淫羊藿 15g，杜仲 10g，枸杞子 10g；下腹、睾丸、会阴胀痛不适者，加乳香 6g，没药 6g，延胡索 15g；精液培养有致病病原体，根据药敏选加抗生素一种或二种，静脉滴注或肌内注射。

【疗效】临床治愈：血精消失，精液常规化验正常，培养无致病病原体，随访半年无复发 19 例，占 54.1%。好转：血精消失，精液化验、培养正常，但半年内血精症状复发 13 例，占 35.1%。无效：临床症状改善不明显，精液化验检查仍有红细胞及白细胞，精液培养仍有致病病原体 5 例，占 13.5%。

【来源】吴伯聪. 滋阴清热益气活血法治疗慢性精囊炎 37 例. 山东中医杂志，2003，(9)：541－542

第七章
性传播疾病

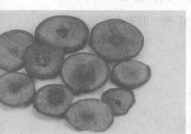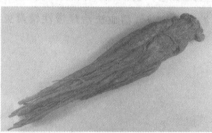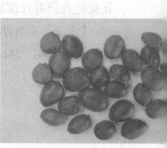

第一节　阴　虱

阴虱是由虱寄生于阴毛或腋毛部，反复叮咬吸血引起的传染性皮肤病，可通过性接触传播，也可通过被褥、衣物等间接接触传染，也是男科的常见病。

本病的诊断要点是：①有接触传染史。②好发于阴毛或腋毛部。③剧烈瘙痒，以夜间为甚，主要局限于耻骨部，可累及肛周、腹部、腋部、睫毛及小腿，其配偶或性伴侣也有类似的症状。④可见阴毛上黏附有灰白色砂粒样颗粒的阴虱卵，及缓慢移动的阴虱，或见一半钻入皮内，一半露于皮外的阴虱，伴抓痕血痂，或散在片状蓝色出血瘀斑。患者内裤上常有点状污褐色血迹，为阴虱吸血处的点状出血所致。⑤实验室检查可见虱或虱卵即可确诊。

本病属于中医学"阴虱"的范畴，中医学认为本病由洗浴不勤，内衣污垢，积湿成热，湿热生虫或互相沾染而得。本病治疗以外治为主，以杀虫灭虱为原则。

复方黄柏洗剂

黄柏30g　苦参30g　土茯苓30g　百部30g　川楝子30g　冰片3g　蛇床子30g　紫槿皮30g　白鲜皮30g　川椒6g

【用法】头煎加水约500ml，浸泡20分钟，武火煮沸后，改小火再煮沸30分钟，取液约200ml；二煎，加水约400ml，武火煮沸后，改小火再煮沸30分钟，取液200ml；两煎药汁混合后，外洗（温洗），每日2次，日1剂。

【功效】清热解毒，杀虫止痒。

【适应证】阴虱（湿热毒邪瘀滞下焦型）。症见：耻骨部，可累及肛周、腹部、腋部、睫毛及小腿夜间剧烈瘙痒，实验室检查可见虱或虱卵。

【临证加减】阴部红肿灼痛加紫花地丁20g，蒲公英20g；带下如泡沫，滴虫化验阳性加秦皮20g，乌梅20g；带下如豆腐渣、霉菌阳性加苦参20g，生大蒜20g；表皮溃疡为主减川椒，加大青叶20g；外阴营养不良加丹参10g，红花10g。

【来源】滕英华. 自拟复方黄柏洗剂治疗外阴瘙痒 87 例. 中医药临床杂志, 2008, (4): 340

🌸 百部汤

百部 50g　生大黄 30g　黄柏 30g　白矾 30g　苦参 30g　蛇床子 30g

【用法】加水 2000ml 煮沸 15 分钟, 煎液 150ml, 待温度降至 40℃ ~ 50℃, 用加厚纱布浸泡药液后, 敷贴患处, 再用塑料薄膜包缠纱布外面 30 分钟, 以保持湿润及适度, 每天 2 ~ 3 次。

【功效】清热解毒, 杀虫止痒。

【适应证】**阴虱 (湿热毒邪瘀滞下焦型)**。症见: 耻骨部, 可累及肛周、腹部、腋部、睫毛及小腿夜间剧烈瘙痒, 实验室检查可见虱或虱卵。

【临证加减】阴部红肿灼痛加野菊花 20g, 紫花地丁 20g, 蒲公英 20g; 带下如泡沫, 滴虫化验阳性加秦皮 20g, 乌梅 20g; 带下如豆腐渣、霉菌阳性加生大蒜 20g; 表皮溃疡为主加大青叶 20g; 外阴营养不良加丹参 10g, 红花 10g。

【来源】张健. 自拟百部汤治疗阴虱 146 例. 新疆中医药, 2003, (2): 22

🌸 刘氏中药熏洗方

川楝子 15g　百部 20g　龙胆草 15g　苦参 20g　白鲜皮 20g

【用法】首先剪短阴毛, 加水 2000ml 浸泡 30 分钟后, 煮沸 10 分钟, 待温度降至 40℃ ~ 50℃, 用毛巾蘸药水局部湿敷 20 分钟, 每天 2 次, 2 日一剂, 内裤沸水烫洗。

【功效】清热解毒, 杀虫止痒。

【适应证】**阴虱 (湿热毒邪瘀滞下焦型)**。症见: 耻骨部, 可累及肛周、腹部、腋部、睫毛及小腿夜间剧烈瘙痒, 实验室检查可见虱或虱卵。

【临证加减】阴部红肿灼痛加金银花 25g, 野菊花 20g, 蒲公英 20g; 带下如泡沫, 滴虫化验阳性加秦皮 20g, 乌梅 20g; 带下如豆腐渣、霉菌阳性加雄黄 20g, 生大蒜 20g; 表皮溃疡为主加大青叶 20g; 外阴营养不良加丹参 20g, 红花 10g。

【来源】刘汉平. 中药治疗阴虱病 41 例. 中国麻风皮肤病杂志, 2000, (2): 129

中药杀虫方

蛇床子 30g　百部 20g　苦参 50g　白鲜皮 50g　黄柏 25g

【用法】首先剪短阴毛, 加水 2000ml 浸泡 30 分钟后, 煮沸 10 分钟, 待温度降至 40℃~50℃, 坐浴, 每日 1 次, 每次 30~40 分钟, 治疗期间要求夫妻或性伴侣同诊同治, 禁止性生活, 浴巾、浴衣、内衣裤开水烫洗, 被褥暴晒。

【功效】清热解毒, 杀虫止痒。

【适应证】**阴虱 (湿热毒邪瘀滞下焦型)**。症见: 耻骨部, 可累及肛周、腹部、腋部、睫毛及小腿夜间剧烈瘙痒, 实验室检查可见虱或虱卵。

【疗效】治疗患者 63 例, 均痊愈 (局部皮肤光滑, 未发现有虱及卵, 痒亦消失), 总有效率为 100%。

【来源】杨丽, 任丽萍. 中药治疗阴虱病 63 例. 辽宁中医杂志, 2004, (5): 396

解氏中药熏洗方

百部 30g　苦参 30g　蛇床子 30g　地肤子 30g　艾叶 30g　花椒 20g　白鲜皮 20g　冰片 3g (单包后下)

【用法】水煎后, 分为 4 次, 加入温开水坐浴外洗, 每日 2 次 (早晚各 1 次), 每次坐浴 30 分钟。连续用药 1 周为 1 个疗程, 夫妻双方同时治疗。用药期间夫妻双方同时剃净阴毛及肛周毛发并将其焚烧, 将被污染的衣物、床单、被罩蒸煮或开水浇烫消毒, 杀灭虫卵及成虫。

【功效】清热解毒, 杀虫止痒。

【适应证】**阴虱 (湿热毒邪瘀滞下焦型)**。症见: 耻骨部, 可累及肛周、腹部、腋部、睫毛及小腿夜间剧烈瘙痒, 实验室检查可见虱或虱卵。

【疗效】治疗 12 例患者, 痊愈 (局部皮肤光滑, 未发现有虱及卵, 痒亦消失) 10 例, 好转 1 例, 复发 1 例, 总有效率为 91.67%。

【来源】解斯古丽. 中药洗剂治疗阴虱 12 例. 新疆中医药, 2011, (2): 90

侯氏中药熏洗方

百部 30g　贯众 30g　防风 20g　白鲜皮 30g　蛇床子 30g　黄柏

15g　土茯苓 30g

【用法】头煎加水约 500ml，浸泡 20 分钟，武火煮沸后，改小火再煮沸 30 分钟，取液约 200ml；二煎，加水约 400ml，武火煮沸后，改小火再煮沸 30 分钟，取液 200ml；两煎药汁混合后，外洗（温洗），每日 2 次，日 1 剂。同时配合外涂药（百部 50g，浸泡于 20%～70% 酒精中，12 小时后去渣滤液备用）。将阴毛剃净，清洗局部，用消毒棉签蘸药液涂于阴阜处，每日 3 次，连续用 7 天。用药期间夫妻双方同时剃净阴毛及肛周毛发并将其焚烧，将被污染的衣物、床单、被罩蒸煮或开水浇烫消毒，杀灭虫卵及成虫。

【功效】清热除湿，杀虫止痒。

【适应证】**阴虱（湿热毒邪瘀滞下焦型）**。症见：耻骨部，可累及肛周、腹部、腋部、睫毛及小腿夜间剧烈瘙痒，实验室检查可见虱或虱卵。

【疗效】治疗 100 例患者，痊愈（局部皮肤光滑，未发现有虱及卵，痒亦消失）98 例，好转 2 例，无效 0 例，总有效率为 100%。

【来源】候苏谊，张梅香. 中药外治阴虱病 100 例. 中国外治杂志，2001，(4)：14

🪷 张氏中药熏洗方

百部 30g　苦参 30g　蛇床子 30g　川椒 15g　黄柏 15g

【用法】将上药加水 1000ml，浸泡 30 分钟，水煎去渣，用汤汁涂洗感染部位，每日 2～3 次，每次 30 分钟，至少持续 1 周以上，直至皮肤瘙痒控制为止。建议夫妻同治，用药期间夫妻双方同时剃净阴毛及肛周毛发并将其焚烧，将被污染的衣物、床单、被罩蒸煮或开水浇烫消毒，杀灭虫卵及成虫。

【功效】清热除湿，杀虫止痒。

【适应证】**阴虱（湿热毒邪瘀滞下焦型）**。症见：耻骨部，可累及肛周、腹部、腋部、睫毛及小腿夜间剧烈瘙痒，实验室检查可见虱或虱卵。

【疗效】治疗 37 例患者，痊愈（局部皮肤光滑，未发现有虱及卵，痒亦消失）37 例，总有效率为 100%。

【来源】张晓燕，王英淑，于诗洋. 中药外洗治疗阴虱病 37 例. 中国民间疗法，2010，(7)：21

🪷 石氏中药熏洗方

花椒 10g　生艾 10g　白矾 20g　狼毒 30g　蛇床子 10g　穿心莲

20g　鹤虱 10g　苦参 10g

【用法】将上药加水 2000ml，浸泡30 分钟，水煎去渣，坐浴，每日 2 次，每次 1 剂，3 天为 1 个疗程，最多 2 个疗程，每次泡洗后用家用电吹风，吹阴毛部 10 ~ 15 分钟，以阴毛部微烫为宜。建议夫妻同治，将被污染的衣物、床单、被罩蒸煮或开水浇烫消毒，杀灭虫卵及成虫。

【功效】杀虫止痒。

【适应证】**阴虱（湿热毒邪瘀滞下焦型）**。症见：耻骨部，可累及肛周、腹部、腋部、睫毛及小腿夜间剧烈瘙痒，实验室检查可见虱或虱卵。

【疗效】治疗 80 例患者，1 个疗程痊愈（局部皮肤光滑，未发现有虱及卵，痒亦消失）76 例，2 个疗程治愈 4 例，总有效率为 100%。

【来源】石世强. 中药外洗治疗阴虱 80 例. 皮肤病与性病，2006，(3)：50

百部酊

百部 25g　百部 50g

【用法】将上药分别装入广口瓶中，倒入 65% ~ 70% 医用酒精 100ml，浸泡 1 周后，过滤取液，即为 25%、50% 的百部酊。患者无须剃除毛发，共涂药治疗 3 次。①第一次局部毛发涂药，首先进行全身毛发检查确定患部，以棉球蘸少许 25% 百部酊涂擦大腿内侧皮肤 3 ~ 5 分钟，观察是否有过敏反应，如无反应，则彻底涂擦患部 2 遍，嘱其治疗期间不洗澡，以保持药效。②3 天后，第二次涂药：先询问症状改善的情况，患者瘙痒症状减轻或消失，检查毛发上阴虱成虫全部死亡脱落，但仍可见虫卵，以 50% 百部酊涂擦患部 2 遍。③再隔 3 天，第三次涂药：采用 25% 百部酊预防性涂擦阴毛、肛毛、腋毛、下肢毳毛、发际 2 遍。嘱其 1 个月后复查。④夫妻同治时暂时禁止性生活，并烫洗内衣裤，暴晒被褥。

【功效】杀虫止痒。

【适应证】**阴虱（湿热毒邪瘀滞下焦型）**。症见：耻骨部，可累及肛周、腹部、腋部、睫毛及小腿夜间剧烈瘙痒，实验室检查可见虱或虱卵。

【疗效】治疗 50 例患者，痊愈（局部皮肤光滑，未发现有虱及卵，痒亦消失）50 例，1 例于治愈后 2 个月再发，总有效率为 100%。

【来源】唐慧，王小波，唐光辉. 中药百部酊治疗阴虱病 50 例的疗效观察. 中国皮肤性病学杂志，2003，(2)：139

🪷 百部苦参汤

百部 30g　苦参 30g　蛇床子 30g　川椒 6g　枯矾 6g　白头翁 12g

蒲公英 15g

【用法】将上药加水 2000ml，浸泡 30 分钟，水煎去渣，坐浴，每日 2 次，每次 1 剂。建议夫妻同治，将被污染的衣物、床单、被罩蒸煮或开水浇烫消毒，杀灭虫卵及成虫。

【功效】解毒燥湿，杀虫止痒。

【适应证】**阴虱（湿热毒邪瘀滞下焦型）**。症见：耻骨部，可累及肛周、腹部、腋部、睫毛及小腿夜间剧烈瘙痒，实验室检查可见虱或虱卵。

【来源】姚普，王龙飞，姚海宝. 百部苦参汤外洗治疗阴虱. 中医外治杂志，2004，(4)：40

🪷 复方百部酊

百部 50g　苦参 50g　蛇床子 50g

【用法】将上药装入广口瓶内，倒入 70% 医用酒精 100ml，浸泡 2 周；过滤留液，保存使用。建议夫妻同治，将被污染的衣物、床单、被罩蒸煮或开水浇烫消毒，杀灭虫卵及成虫。

【功效】杀虫止痒。

【适应证】**阴虱（湿热毒邪瘀滞下焦型）**。症见：耻骨部，可累及肛周、腹部、腋部、睫毛及小腿夜间剧烈瘙痒，实验室检查可见虱或虱卵。

【疗效】治疗 68 例患者，痊愈（局部皮肤光滑，未发现有虱及卵，痒亦消失）68 例，总有效率为 100%。

【来源】张予. 复方百部酊治疗阴虱病 68 例疗效观察. 中国麻风皮肤病杂志，2004，(3)：290

🪷 加味蛇床子散

蛇床子 30g　苦参 30g　花椒 15g　百部 15g　土茯苓 30g　明矾 15g　白头翁 30g

【用法】将上药加水 3000ml，浸泡 30 分钟，煎煮 10 分钟后，滤出药液

（药渣备第 2 次用，每剂药可煎洗 2 次）先熏后洗，每次坐浴 20～30 分钟。连用 3～6 天，9 天为 1 疗程。建议夫妻同治，将被污染的衣物、床单、被罩蒸煮或开水浇烫消毒，杀灭虫卵及成虫。

【功效】杀虫止痒。

【适应证】**阴虱（湿热毒邪瘀滞下焦型）**。症见：耻骨部，可累及肛周、腹部、腋部、睫毛及小腿夜间剧烈瘙痒，实验室检查可见虱或虱卵。

【临证加减】局部搔破溃疡者，去花椒，加黄柏 20g；瘙痒甚者，加苍耳子 20g；外阴湿疹者，加石榴皮 20g，地肤子 20g；外阴白斑者，加白鲜皮 30g，地骨皮 20g；滴虫性阴道炎者，可配合外用灭滴灵等。

【疗效】治疗 12 例患者，痊愈（局部皮肤光滑，未发现有虱及卵，痒亦消失）7 例，好转 4 例，无效 1 例，总有效率为 91.66%。

【来源】赵纯. 加味蛇床子散熏洗治疗阴痒 40 例. 河南中医，2003，(8)：45

灭虱酊

百部 100g 苦参 50g 黄柏 50g 冰片 10g

【用法】用 75% 酒精 500ml 浸泡，时间不少于 1 周，每日振荡数次，滤渣取汁备用。临用时用棉签蘸灭虱酊涂于阴毛区，5～6 次/天，连续治疗 3 天为 1 个疗程。

【功效】杀虫止痒。

【适应证】**阴虱（湿热毒邪瘀滞下焦型）**。症见：耻骨部，可累及肛周、腹部、腋部、睫毛及小腿夜间剧烈瘙痒，实验室检查可见虱或虱卵。

【疗效】治疗 49 例患者，痊愈（局部皮肤光滑，未发现有虱及卵，痒亦消失）49 例，有 3 例复发，总有效率为 100%。

【来源】付爱，付敬. 灭虱酊治疗阴虱病 49 例. 中国实用乡村医生杂志，2006，(9)：40

樟脑酊

苦参 100g 百部 200g

【用法】将上药加 95% 乙醇 200ml，蒸馏水 300ml 浸泡 72 小时滤过备用。樟脑 30g，水杨酸 20g 用 95% 乙醇 100ml 稀释后加入备用液即可，总量 500ml

加氟美松注射液 30mg，2 次/天直接涂患处（不需剃去阴毛），涂药期间不要洗澡及更衣，以保持药效，彻底杀灭皮肤和阴毛上的阴虱及卵，连用 3 天换洗衣裤及视病情涂药 1 次/天或隔天 1 次。当患处有感染、血痂或糜烂时，先用炉甘石洗剂 100ml 加氟美松注射液 20mg 外涂，3～4 次/天，至患处干燥后用樟脑酊外涂。对水杨酸、乙醇过敏者及孕妇禁用。建议夫妻同治，将被污染的衣物、床单、被罩蒸煮或开水浇烫消毒，杀灭虫卵及成虫。

【功效】杀虫止痒。

【适应证】**阴虱（湿热毒邪瘀滞下焦型）**。症见：耻骨部，可累及肛周、腹部、腋部、睫毛及小腿夜间剧烈瘙痒，实验室检查可见虱或虱卵。

【疗效】治疗 69 例患者，痊愈（局部皮肤光滑，未发现有虱及卵，痒亦消失）57 例，好转 12 例，无效 0 例，总有效率为 100%。

【来源】王景凤. 樟脑酊治疗阴虱病 69 例临床分析. 现代中西医结合杂志，2007，(11)：1521

🪷 止痒酊

百部 100g　蛇床子 100g

【用法】将上药加 75% 乙醇 800ml，浸泡 24 小时，滤过备用。干后患处薄涂硫黄樟脑软膏（硫黄 20g，樟脑 3g，凡士林加至 100g，调匀备用），连用 7 天。建议夫妻同治，将被污染的衣物、床单、被罩蒸煮或开水浇烫消毒，杀灭虫卵及成虫。

【功效】杀虫止痒。

【适应证】**阴虱（湿热毒邪瘀滞下焦型）**。症见：耻骨部，可累及肛周、腹部、腋部、睫毛及小腿夜间剧烈瘙痒，实验室检查可见虱或虱卵。

【疗效】治疗 51 例患者，痊愈（局部皮肤光滑，未发现有虱及卵，痒亦消失）51 例，总有效率为 100%。

【来源】孟兆祥. 止痒酊及硫黄樟脑软膏治疗阴虱 51 例. 中医外治杂志，2002，(3)：31

第二节 疥 疮

　　疥疮是一种由疥虫引起的慢性接触性传染性皮肤病，多发于皮肤细嫩、褶皱处，如手、趾褶缝，前臂处，奇痒难忍，传染性极强，蔓延迅速。

　　疥疮传播与亲密接触有关，成人疥疮可通过性接触传播，在国外列为性传播疾病之一，临床表现：疥螨常侵犯皮肤薄嫩的部位，皮疹为小米粒大丘疹或丘疱疹，多见于指缝、腕部、肘窝、腋窝、乳房下、脐周、下腹部、股内侧、外生殖器等处。成人头、面、掌跖等处不易受累，但婴幼儿例外。在阴囊、阴茎、龟头等处发生豌豆大小的结节，为疥螨引起的异物反应。自觉瘙痒，尤以夜间为甚。可继发性感染发生脓疱疮、毛囊炎、疖、淋巴结炎甚至发展为肾炎等。对有感觉神经病变或严重体残的患者，因对瘙痒不能起反应或不能搔抓，容易发生结痂性疥疮（又称为"挪威疥疮"），表现为大量鳞屑、结痂、红皮病或疣状斑块，患者身上有百万个疥螨，传染性极强。

　　实验室及其他检查，镜下可见疥螨或椭圆形、淡黄色的薄壳虫卵。本病的诊断要点是：①常常会有接触传染史。②好发部位在指缝、腕部、肘窝、乳房下、脐周、下腹部、股内侧、外生殖器等处，成人头面部及掌跖土常不累及，婴幼儿除外。③夜间剧烈瘙痒。④实验室检查到疥螨即可确诊。

　　本病属于中医学"疥疮"的范畴，中医学认为本病乃感染疥虫，兼受风湿蕴结，虫毒湿热相搏，结聚肌肤所致。中医将疥分为五类：干疥、湿疥、脓疥、虫疥、沙疥。如果肺经燥盛则生干疥，瘙痒发枯而起皮屑。脾经湿盛则生湿疥，臀肿作疼，破津黄水，甚流黑汁。肝经风则生虫疥，瘙痒彻骨，挠不知痛。心血凝滞，则生虫疥，形如细沙，焮赤痒疼，抓之有水。肾经湿热，则生脓疥，形如豆粒、便利作痒。正如《内经》谓"肺之合皮也，脾之合肉也，诸痛痒疮皆属于心"。所以本病的本质在于脏腑，而表现于皮毛。湿邪蕴结体内，郁久化热，热毒与湿邪相裹，或侵入营血，或注入脉络，疥虫乘虚而入，故病情缠绵久治不愈。

🪷 张氏中药熏洗方

　　百部 60g　川椒 30g　川楝子 30g　蛇床子 30g　使君子 15g　桂枝

15g　马钱子6g　枯矾20g　雄黄15g

【用法】上药磨成细末，用750ml浸泡5天。取液体均匀外擦患处，每晚2次，每次间隔半小时，并用棉被保暖，3天为1个疗程，共治疗1~3个疗程。用药期间忌食腥酸辣等食物。治疗前洗一次澡，更换床上用品和内衣，以后每日更换干净内衣，最后一次用药后，再洗一次澡，换洗衣被需用漂白粉浸泡，并煮沸消毒。

【功效】清热燥湿，杀虫止痒。

【适应证】**疥疮（湿热下注型）**。症见：皮肤细嫩、褶皱处，如手、趾褶缝，前臂处，奇痒难忍，传染性极强。

【来源】张晓燕，王英淑. 中药外用治疥疮. 家庭科技，2008，（8）：32

程氏中药熏洗方

百部50g　苦参50g　蛇床子50g　硫黄20g　雄黄30g　密陀僧30g　樟脑20g　冰片10g　轻粉10g

【用法】治疗前须用温水洗澡，消除痂皮后，求药液加温涂擦患处，有皮损处多搽。每天2~3次，2天为1个疗程，2~3个疗程即可痊愈。

【功效】清热燥湿，杀虫止痒。

【适应证】**疥疮（湿热下注型）**。症见：皮肤细嫩、褶皱处，如手、趾褶缝，前臂处，奇痒难忍，传染性极强。

【来源】程元江. 秘验方四则. 武当，2008，（12）：52

收湿止痒汤

硫黄30g　白矾30g　苦参30g　黄柏30g　蒲公英120g

【用法】加水3000ml，煎至400ml，不去渣，降温至38℃左右时洗浴全身，除去脓痂、脓疮。另取无菌纱块数块浸药温敷。感染重、丘疹多的部位，稍干或凉时再浸药液。每次30分钟，每日4~6次，复用时再加热，每日更换1剂。

【功效】清热燥湿，杀虫止痒。

【适应证】**疥疮（湿热下注型）**。症见：皮肤细嫩、褶皱处，如手、趾褶缝，前臂处，奇痒难忍，传染性极强。

【疗效】共治疗患者 35 例，5~7 天痊愈者（症状、体征均消失）18 例，8~10 天痊愈者 13 例，11~16 天痊愈者 4 例。

【来源】鞠敏霞，崔东红，邢云秋. 外用收湿止痒汤治疗疥疮及其护理. 中国民间疗法，2012，（5）：14

杨氏中药熏洗方

生百部 20g　苦参 20g　黄柏 20g　荆芥 20g

【用法】头煎二煎混合，待温后，用搓澡巾浸药水，稍用力擦洗皮损处，每晚各 1 次。每次洗后稍凉干，将自制甲冰硫黄膏（甲硝锉、冰片、硫黄研细末按 5:2:5 比例，用凡士林调 20% 软膏）外擦，并反复揉搓几分钟。7 天为 1 个疗程，治疗期间不用更换内衣裤及被罩、床单，待痊愈后再烫洗。

【功效】清热燥湿，杀虫止痒。

【适应证】**疥疮（湿热下注型）**。症见：皮肤细嫩、褶皱处，如手、趾褶缝，前臂处，奇痒难忍，传染性极强。

【疗效】治疗疥疮 300 例患者，7 天后治愈 240 例，显效 40 例，有效 15 例，无效 5 例，总有效率为 98.33%。

【来源】杨可心，郑丽. 自制甲冰硫膏配合中药外洗治疗疥疮 300 例. 性病之页，2007，（4）：36

全蝎消风散

全蝎 10g　苍术 10g　蚕沙 10g　蝉蜕 10g　地肤子 2g　丹皮 12g
蒲公英 30g　生薏苡仁 30g　甘草 6g

【用法】水煎服，每日 2 次，日 1 剂；同时配合外洗方药（花椒 10g，大枫子 10g，生杏仁 10g，荆芥 10g，防风 10g，硫黄 10g，白矾 10g，生百部 15g，大黄 18g）煎汤外洗，每日数次，且每天换洗内衣、被单。

【功效】清热燥湿，杀虫止痒。

【适应证】**疥疮（湿热下注型）**。症见：皮肤细嫩、褶皱处，如手、趾褶缝，前臂处，奇痒难忍，传染性极强。

【疗效】治疗患者 80 例，内服外用治疗 7~15 剂痊愈者 58 例，15~30 剂痊愈者 12 例，30~60 剂以上痊愈者 10 例，总有效率为 100%。

【来源】曹升荣. 中药内服外洗治疗疥疮 80 例. 陕西中医学院学报, 2008, (5)：55

五香散

硫黄 250g　花椒 250g　鲜姜 250g　全鲜葱 250g　全猪板油 250g

【用法】升华硫黄、花椒研成粉状；鲜姜、全鲜葱洗净，与猪板油剁为泥状，与升华硫黄和花椒粉混合，用白色棉布包好，上锅隔水蒸30 分钟，趁热自颈部擦至全身，对皮损较重的部位要多擦几遍（颜面及头皮发际除外）。擦完后换上消毒过的内衣内裤、被罩、床罩。当晚和第二晚睡前可外擦消炎止痒液。第三天可洗澡。

【功效】清热燥湿，杀虫止痒。

【适应证】**疥疮（湿热下注型）**。症见：皮肤细嫩、褶皱处，如手、趾褶缝，前臂处，奇痒难忍，传染性极强。

【疗效】治疗疥疮患者369 例，第 3 天治愈247 例，占67%；第6 天治愈93 例，占25%；第9 天治愈29 例，占8%；总治愈率为100%。

【来源】李洪泉. 五香散治疥疮. 医疗保健, 2005，(7)：47

硫黄五仙膏

硫黄 25g　花椒 25g　吴茱萸 25g　大黄 25g　枯矾 25g

【用法】以上 5 种药物各等份共为细末，猪脂调膏涂抹，早晚各 1 次涂擦患处，10 天为 1 个疗程，治疗期间勤换衣服、被褥、枕巾。

【功效】清热燥湿，杀虫止痒。

【适应证】**疥疮（湿热下注型）**。症见：皮肤细嫩、褶皱处，如手、趾褶缝，前臂处，奇痒难忍，传染性极强。

【疗效】治疗患者 21 例，经治疗均获痊愈，8 天好转 6 例，10 天好转 15 例，治愈率为100%。

【来源】王增新. 硫黄五仙膏治疗疥疮. 社区医学杂志, 2007，(22)：35

雄黄百苦膏

雄黄 25g　硫黄 50g　月石 15g　百部 30g　苦参 20g　川椒 15g

【用法】将上药共研极细末，用医用凡士林适量调匀成膏，贮瓶备用。用上药 1 剂，加水适量，煎沸 10 分钟，将上药液倒入盆内，趁热先熏后洗处。熏洗患处，早晚各 1 次，每次熏洗 30 分钟。凉干皮肤后取上药膏涂擦患处。熏洗后将上药液及药渣留置，下次用时加适量水煎后再用，每剂可连用 32 天，3 天为 1 个疗程。治疗时间最短 3 天，最长 9 天，痊愈后为巩固疗效加用 1 个疗程。

【功效】清热燥湿，杀虫止痒。

【适应证】**疥疮（湿热下注型）**。症见：皮肤细嫩、褶皱处，如手、趾褶缝、前臂处，奇痒难忍，传染性极强。

【疗效】治疗患者 120 例，痊愈 90 例，好转 28 例，无效 2 例，总有效率为 98.33%。

【来源】张智. 雄黄百苦膏治疗疥疮 120 例. 中医外治杂志，2007，(4)：27

🪷 灭疥汤

百部 15g　鹤虱 15g　使君子 15g　苦楝皮 15g　芜荑 15g　槟榔 15g　黄柏 15g　苦参 15g　土茯苓 30g　硫黄 20g　滑石粉 20g　白矾 30g

【用法】共为细末，用适量凡士林熔化后调和上药均匀。用药前洗澡，用纱布包药，患病部位靠近火炉，边烤药油边擦患处，距离以能耐受为度。1 日 1 次，5 天为 1 个疗程，2 天洗一次澡，并且换下内衣、枕巾、床单、被套等床上用品，烫洗后于太阳下晒干备下次使用。

【功效】杀虫止痒，燥湿解毒。

【适应证】**疥疮（湿毒虫淫型）**。症见：疥虫隧道皮疹，长 3~5mm，为灰色或浅黑色线纹，弯曲微隆起，或呈红色的小丘疱疹和水疱。手指缝、腹下部、大腿内侧、阴囊等处发生以上皮损。伴有奇痒，晚昧间尤剧。

【临证加减】痒甚者加赤芍 15g，黄芩 15g，地肤子 15g，刺蒺藜 15g；有脓疱者加金银花 15g，黄连 15g；男性阴囊部位有结节者加丹参 30g，三棱 15g，莪术 15g。

【疗效】1286 例全部治愈，其中 1186 例治疗 3 天，80 例治疗 5 天，10 例治疗 7 天，10 例治疗 7~10 天。

【来源】张晓荣. 自拟灭疥汤治疗疥疮 1286 例疗效观察. 中国全科医学，

2007，（18）

蜈蚣全蝎硫黄粉

蜈蚣 1 条　蝎子 1 条　硫黄粉 1 两（如面积大可按 1∶1∶1 的方法配制）

【用法】上药放在锅里加热（但一定要铁锅），加热后焙干，焙黄，然后放在泥巴地下，在地下戳一个洞，洞口大约宽 1.5cm，长大约 3cm，将蜈蚣、全蝎、硫黄粉放入洞里。这样形成一个整体，入黄蜡为膏，外敷。①假如患者疥疮无脓加麻油，调成糊状；②假如患者有脓，应调成干面（如同面粉样）。治疗第一晚，先用热水和肥皂洗澡，使患者在炉火旁边火烤，以身体的皮肤复热，然后将配制的蜈蚣、全蝎、硫黄粉调为膏，擦在患者全身。让患者每天早晚各用 1 次，连续 4 ~ 5 天。但在擦药期间不洗澡不更衣，以保持药效，并杀灭衣服上的疥虫，以达到治疗的目的。

【功效】攻毒散结，止痒消炎。

【适应证】**疥疮（热盛虫扰型）**。症见：全身皮肤呈淡红色，针头大小丘疹，尤为下腹部、股内有的皮肤呈水疱样。

【来源】唐秀云. 蜈蚣全蝎硫黄粉治疗疥疮 1 例. 中国社区医学，2005，（11）：55

龙胆泻肝汤

龙胆草 10g　柴胡 10g　川楝子 10g　夏枯草 15g　栀子 10g　黄芩 10g　䗪虫 10g　牡丹皮 10g　地龙 10g　车前子 10g　泽泻 10g

【用法】水煎服，每日 2 次，日 1 剂；外敷血松膏，每日换药 1 次。

【功效】清肝利湿，化瘀散结。

【适应证】**疥疮（湿热蕴结型）**。症见：疥疮治愈后阴囊结节，阴囊色暗，有结节，大如黄豆，小如绿豆，红褐色，舌紫暗，苔薄，脉弦。

【临证加减】急性期加连翘、黄柏、蒲公英；血虚者加当归、川芎；阴虚者加玄参。

【疗效】治疗 10 日后结节全部消失。

【来源】遇琛，史辰玲. 内外合治疥疮结节 35 例. 吉林中医药，2007，9（27）：9

疥疮膏

大枫子10g　川乌10g　草乌10g　吴茱萸10g　白芷5g　荆芥12g
防风12g　苍术12g　硫黄45g

【用法】共为细末，用适量凡士林熔化后调和上药均匀。用药前洗澡，用纱布包药，患病部位靠近火炉，边烤药油边擦患处，距离以能耐受为度。1日1次，5天为1疗程，2天洗一次澡，并且换下内衣、枕巾、床单、被套等床上用品，烫洗后于太阳下晒干备下次使用。

【功效】散痈杀虫，燥湿止痒。

【适应证】**疥疮（湿热下注型）**。症见：初起为针头大小红色点状丘疹或小疱，日久可见到系状黑线，周身遍布抓痕、结痂、黑色斑点，甚至有脓疱，自觉剧痒，遇热、夜晚尤甚。

【疗效】100例患者经1个疗程治疗，治愈93例，占93%；显效7例，其中5例又经1个疗程治疗治愈，另2例中断治疗。有效率为100%。

【来源】苏海娟. 疥疮膏治疗疥疮100例. 四川中医，2007，（25）：9

第三节　股　　癣

股癣为发于腹股沟、会阴和肛周的皮肤癣菌感染。

一般认为本病为直接或间接接触感染，自身接种也是一个重要途径，另外其传播还于性接触密切相关，世界卫生组织将其归入性传播疾病之列。本病的临床表现：初为丘疱疹，逐渐增多扩大，在上股部近腹股沟处形成弧形损害。由于褶皱两侧皮肤相互接触，常为鲜红色水肿性红斑，可沿腹股沟处扩散。在红斑的上缘常不清楚，褶皱以下部位损害常呈半圆形，边缘炎症显著。可扩展至股阴囊褶皱、肛周、臀间沟及臀部，阴囊受累较少见，罕见阴茎受累。重者可蔓延至会阴及耻骨上部，由于奇痒不断搔抓，可引起渗液和结痂，甚至红肿化脓，反复搔抓使皮肤呈苔癣样变，一般双侧发病，也可单侧发病。本病的诊断要点是：①依据典型皮损。②瘙痒明显，有直接或间接接触史。③鳞屑真菌镜检和培养阳性即可确诊。

本病属于中医学"阴癣"的范畴，中医学认为本病为湿热化虫侵袭所致，亦可因夏日炎热，股内多汗潮湿，洗浴不勤，内裤污湿，或女子经期带多，股内湿邪难泄，闭而蕴热，湿热生虫，虫淫所致，或互相传染而生。在治疗上，一般用外治法，若皮疹广泛者，治以清热利湿，祛风止痒。

苦柏洗剂

苦参 30g　蛇床子 20g　地肤子 20g　黄柏 20g　苍耳子 15g　射干 15g　白矾 15g

【用法】头煎加水约 500ml，先泡 20 分钟，武火煮沸后，改小火再煮沸 30 分钟，取液约 200ml；二煎，加水约 400ml，武火煮沸后，改小火再煮沸 30 分钟，取液约 200ml；两煎药汁混合后过滤，浓缩为 400ml。每晚外洗患处，有糜烂者采用湿敷，每日 2 次，每次 15 分钟。

【功效】清热解毒，杀虫祛湿。

【适应证】**股癣（湿热下注型）**。症见：腹股沟处可见鲜红色的水肿性红斑，伴瘙痒，鳞屑真菌镜检和培养常呈阳性，伴阴囊潮湿，舌红苔黄腻，脉滑数。

【疗效】40 例患者中，治愈 20 例，显效 12 例，有效 5 例，无效 3 例，总有效率为 93%。

【来源】刘焕强，张学明，焦广端，等. 苦柏洗剂治疗股癣疗效观察. 河北中医药学报，2001，（3）：20

龙胆泻肝汤加减、蛇床子洗剂

内服：龙胆草 9g　栀子 15g　黄柏 20g　生地 15g　车前子 15g　丹皮 15g　地肤子 15g　白鲜皮 15g　刺蒺藜 15g　川牛膝 9g　野菊花 15g

外洗：蛇床子 30g　地肤子 30g　生百部 20g　白鲜皮 30g　黄柏 20g　土茯苓 20g　苦参 20g　芒硝 20g（另包）

【用法】水煎服，每天 2 次，每日 1 剂。蛇床子外洗剂：每日 1 剂，每剂水煎 1 次，取汁 1000ml，将芒硝放入药汁内烊化，兑入白醋少许洗浴。

【功效】清热燥湿，杀虫止痒。

【适应证】**股癣（肝胆湿热型）**。症见：腹股沟处可见鲜红色的水肿性红斑，伴瘙痒，鳞屑真菌镜检和培养常呈阳性，伴阴囊潮湿，舌红苔黄腻，脉滑数。

【疗效】130 例患者中，治愈 78 例，显效 38 例，有效 14 例，总有效率为 100%。

【来源】周继刚，穆怡. 龙胆泻肝汤加减内服结合蛇床子洗剂治疗股癣 130 例. 医药前沿，2011，（20）：95 – 96

杀虫去癣汤

青蒿 10g　蛇床子 20g　白鲜皮 60g　花椒 20g　土槿皮 20g　公英 20g　狼毒 10g　枯矾 10g

【用法】加水约 3000ml，用武火煮沸后转文火煎 30 分钟，晾温外洗患处 20 分钟，一天 2 次。洗完后同时患处涂抹盐酸特比萘芬乳膏，2 次/天。

【功效】清热解毒，燥湿杀虫，止痒。

【适应证】**股癣（湿热毒邪蕴结型）**。症见：腹股沟处可见鲜红色的水肿性红斑，伴瘙痒，鳞屑真菌镜检和培养常呈阳性，伴阴囊潮湿，舌红苔黄腻，脉滑数。

【疗效】42 例患者中，治愈 34 例，显效 5 例，好转 3 例，无效 0 例，总有效率为 100%。

【来源】贾洁，韩焕莉. 杀虫去癣汤联合盐酸特比萘芬乳膏治疗体. 股癣临床观察. 当代医学，2012，（16）：159

复方姜黄溶液

姜黄 50g　苦参 40g　白芷 20g　黄柏 20g　黄连 20g　公丁香 20g

【用法】水煎成 1000ml，趁水温热时浸泡股部皮损部位，每天 2 次，每次浸 20 分钟。

【功效】清热燥湿，祛风止痒。

【适应证】**股癣（湿热蕴结型）**。症见：腹股沟处可见鲜红色的水肿性红斑，伴瘙痒，鳞屑真菌镜检和培养常呈阳性，伴阴囊潮湿，舌红苔黄腻，脉滑数。

【疗效】50 例患者中，治愈 50 例，显效 0 例，无效 0 例，总有效率为100%。

【来源】王白琳. 复方姜黄溶液治疗股癣50例. 江西中医药, 2010, (3): 64

🪷 百冰消癣酊

　　白鲜皮30g　百部30g　白芷30g　大黄15g　地肤子15g　苦参15g　斑蝥1个　冰片20g　樟脑2g　密陀僧15g　羊蹄根15g　75%酒精1000ml

【用法】将白鲜皮、百部、白芷、大黄、地肤子、苦参、斑蝥、密陀僧、羊蹄根均研为细末，置一容器内加入75%酒精充分摇匀后封盖密闭，1周后再将冰片、樟脑加入容器中密封，摇动均匀，浸泡3天左右，待其药液变成黄褐色时，方可使用。

【功效】清热燥湿，解毒消肿，杀虫止痒。

【适应证】**股癣（湿热毒邪蕴结型）**。症见：腹股沟处可见鲜红色的水肿性红斑，伴瘙痒，鳞屑真菌镜检和培养常呈阳性，伴阴囊潮湿，舌红苔黄腻，脉滑数。

【疗效】310例患者中，治愈246例，显效54例，好转10例，总有效率为100%。

【来源】宫志华. 百冰消癣酊治疗股癣310例. 中医外科杂志, 2008, (6): 20–21

🪷 治癣Ⅰ号

　　广藿香15g　川椒10g　白矾20g　大黄15g　黄芩15g　黄柏15g　白鲜皮15g　甘草10g

【用法】临用加水煎煮成水煎剂外洗15~20分钟后，外涂曲安奈德益康唑乳膏，2次/天。

【功效】清热解毒，杀菌止痒。

【适应证】**股癣（湿毒蕴结型）**。症见：腹股沟处可见鲜红色的水肿性红斑，伴瘙痒，鳞屑真菌镜检和培养常呈阳性，伴阴囊潮湿，舌红苔黄腻，脉滑数。

【疗效】395例患者中，治愈338例，显效30例，好转27例，无效0例，总有效率为100%。

【来源】仲学龙，王春艳. 中西医结合治疗股癣 435 例临床观察. 中国全科医学，2005，（14）：1194

第四节　非淋性尿道炎

非淋性尿道炎是以性接触为主要传播途径，以尿频尿急，尿道内轻微瘙痒、疼痛，尿道口有稀薄分泌物等尿道炎症状为主要表现的一种泌尿生殖道炎症，主要由沙眼衣原体和解脲支原体感染而引起，少数可由阴道毛滴虫、白色念珠菌、金黄色葡萄球菌、链球菌、酵母菌等引起。

本病在欧美国家已超过淋病而越居性传播疾病的首位，在我国的病例也日益增多，成为常见的性传播疾病之一。本病的诊断要点是：①有不洁性交史，尿道炎症状发生在感染后 1~3 周之后。②淋球菌镜检和培养为阴性，尿道分泌物涂片多核白细胞≥5 个/每视野（1000×）为阳性，尿沉渣检查多核白细胞≥15 个/每视野（400×）有诊断意义。有条件应做血清检查及培养等，做进一步确诊。③支原体、衣原体的培养结果阳性可为本病提供实验室诊断依据。

本病属于中医学"淋证"的范畴，中医学认为，本病多因贪恋女色，房室不洁，感染湿浊疫疬之气，由溺窍或阴户而入，阻滞下焦，蕴结膀胱，化热化火，导致膀胱气化不利，肝经气机不畅，甚或气血瘀阻，而生诸症。湿热秽毒久恋不解，化火伤阴；或素体阴虚，复感湿热秽毒，致阴虚湿热，虚实夹杂，病情反复，迁延难愈。治疗上，若以湿热阻滞为主，应清热利湿，化浊通淋；若以肝经郁滞为主，应疏肝理气，通经化浊；若以阴虚湿热为主，应滋阴补肾，清热利湿。

❀ 清淋消浊汤

白花蛇舌草 30g　土茯苓 25g　萆薢 15g　车前草 15g　王不留行 10g　赤芍 10g　牡丹皮 10g　知母 10g　黄柏 10g　柴胡 10g　川牛膝 10g　丹参 20g　红藤 20g　滑石 20g　甘草 5g

【用法】水煎服，每日 2 次，日 1 剂。

【功效】清热通淋，化湿消浊。

【适应证】**非淋性尿道炎（湿热夹瘀型）**。症见：尿道痉痒伴有不同程度的尿频、尿急、尿痛及排尿困难，常见尿道口红肿及尿道分泌物。

【临证加减】血虚者加当归、鸡血藤；气虚者加黄芪；便秘者加大黄。

【疗效】38 例患者中，痊愈 24 例，显效 6 例，无效 8 例，总有效率为 78.9%。

【来源】李其信，廖杏香. 清淋消浊汤治疗支原体耐药菌株致非淋性尿道（宫颈）炎临床观察. 中国中医药信息杂志，2008，(11)：68

🪷 非淋汤

金钱草30g 土茯苓30g 旱莲草30g 生黄芪30g 益母草30g
车前子（包煎） 萹蓄15g 瞿麦15g 黄柏15g 泽泻15g 熟地2g
山药2g 甘草10g

【用法】水煎服，每日 2 次，日 1 剂。

【功效】清热解毒，利尿通淋，滋肾养阴，扶正祛邪。

【适应证】**非淋性尿道炎（湿热下注型）**。症见：小便不适，自觉尿道刺痒或疼痛，少数有尿频、尿急，部分晨起尿道口有少量黏液性分泌物或有痂膜封口。

【临证加减】尿急尿痛甚者加滑石、木通；伴腰膝酸软者加川断、牛膝；伴纳差者加焦三仙。

【疗效】60 例患者中，痊愈 39 例，未愈 1 例，总有效率为 92.5%。

【来源】吴淑华，田献忠. 非淋汤联合四环素族抗生素治疗非淋菌性尿道炎 40 例. 四川中医，2000，(6)：31

🪷 非淋清颗粒冲剂

败酱草15g 金银花10g 蒲公英15g 萆薢15g 丹参20g 山药15g 大黄10g 黄柏10g 木通6g 甘草6g 当归10g 赤芍15g

【用法】水煎服，每日 2 次，日 1 剂。

【功效】清热解毒，利尿通淋。

【适应证】**非淋性尿道炎（湿热下注夹瘀型）**。症见：小便不适，自觉尿道刺痒或疼痛，少数有尿频、尿急，部分晨起尿道口有少量黏液性分泌物或有痂膜封口。

【临证加减】尿急尿痛甚者加滑石、木通；伴腰膝酸软者加川断、牛膝；伴纳差者加焦三仙。

【疗效】治疗 47 例，痊愈 28 例，有效 13 例，无效 6 例，总有效率为 87.23%。

【来源】钟金宝，杨日东. 中西医结合治疗非淋菌性尿道炎 47 例疗效观察. 右江医学，2007，（3）：268

❀ 解毒通淋益肾汤

凤尾草 30g　珍珠草 30g　白花蛇舌草 30g　金钱草 30g　萆薢 15g　车前草 30g　土茯苓 30g　地肤子 15g　萹蓄 15g　黄芪 15g　淮牛膝 20g　生甘草 5g

【用法】水煎服，每日 2 次，日 1 剂。

【功效】清热化石，利尿通淋。

【适应证】**非淋性尿道炎（湿热蕴结型）**。症见：小便不适，自觉尿道刺痒或疼痛，少数有尿频、尿急，部分晨起尿道口有少量黏液性分泌物或有痂膜封口。

【临证加减】尿频、尿急较重者加红藤、败酱草；腰酸较重者可加当归、枸杞子。

【疗效】治疗 67 例，痊愈 45 例，显效 13 例，好转 4 例，无效 5 例，总有效率为 86.57%。

【来源】辛克平，祝水国. 中西医结合治疗非淋菌性尿道炎 67 例临床观察. 甘肃中医，2007，（7）：60

❀ 非淋验方

滑石 20g　木通 10g　茵陈 10g　黄柏 10g　连翘 10g　紫花地丁 30g　蒲公英 30g　土茯苓 30g　甘草 6g

【用法】水煎服，每日 2 次，日 1 剂。

【功效】清热解毒，利尿通淋。

【适应证】**非淋性尿道炎（湿热下注型）**。症见：溺尿稀薄如米泔样，尿时无痛感，仅有刺痒感觉，茎中（阴中）如蚁爬感，伴口干胁胀，舌质红，苔黄或黄腻，脉滑数。

【临证加减】尿频尿急重者，可加车前草；瘙痒疼痛剧烈者可加丹参、当归。

【疗效】治疗180例，痊愈115例，显效48例，好转12例，无效5例，总有效率为90.6%。

【来源】徐进，杨菲，王桂荣，等. 非淋验方配合抗生素治疗非淋性尿道（宫颈）炎180例. 河北中医，2009，(4)：573

❀ 非淋清汤

草薢 15g　石菖蒲 8g　黄柏 10g　土茯苓 30g　蒲公英 15g　知母 10g　红藤 15g　虎杖 15g　地肤子 15g　薏苡仁 10g　川楝子 8g　水蛭 10g　生黄芪 15g　制附子 5g

【用法】水煎服，每日2次，日1剂。

【功效】清热解毒，利尿通淋。

【适应证】**非淋性尿道炎（湿热下注型）**。症见：尿道刺痒。疼痛，尿频、尿急、尿道口红肿，有浆液性或浆液脓性分泌物或晨起时尿道口有一薄层浆痂（封口现象）。

【临证加减】尿频尿急重者，可加白茅根；瘙痒疼痛剧烈者可加丹参、当归。

【来源】何清湖，郑毅春，李国菁. 非淋清汤治疗男性解脲支原体尿道炎40例. 湖南中医学院学报，2001，(4)：48

❀ 知柏地黄汤加味

熟地黄 15g　山药 15g　山萸肉 10g　泽泻 15g　茯苓 10g　丹皮 15g　知母 15g　黄柏 20g

【用法】水煎服，每日2次，日1剂。

【功效】清热解毒，利尿通淋。

【适应证】**非淋性尿道炎（湿热下注型）**。症见：尿道刺痒、疼痛，尿频、尿急、尿道口红肿，有浆液性或浆液脓性分泌物或晨起时尿道口有一薄层浆痂（封口现象）。

【临证加减】若肢冷者，可加巴戟天；若兼见黏腻之物者加半边莲；若兼见心烦易怒，胸胁胀痛，口干苦，脉弦数者可加柴胡、龙胆草；若湿浊较盛者可加萆薢、石菖蒲；若心烦多梦者加栀子；口干、腰酸者可加党参。

【疗效】治疗 42 例，痊愈 38 例，无效 4 例，治愈效率为 92.5%。

【来源】赵文雁，王思农. 知柏地黄汤加味治疗非淋性尿道炎 42 例. 甘肃中医，2008，（3）：23

非淋消炎汤

金钱草 30g 白花蛇舌草 15g 萆薢 15g 滑石 15g 灯心草 9g 紫花地丁 9g 连翘 15g 白芷 10g 蒲公英 15g 知母 6g 黄柏 6g 玄参 15g 甘草 9g

【用法】水煎服，每日 2 次，日 1 剂。

【功效】清热除烦，利尿化浊。

【适应证】**非淋性尿道炎（湿热下注型）**。症见：尿道刺痒、疼痛，尿频、尿急、尿道口红肿，有浆液性或浆液脓性分泌物或晨起时尿道口有一薄层浆痂（封口现象）。

【临证加减】脾虚加黄芪、人参、茯苓；阴虚内热者加知母、熟地。

【疗效】治疗 50 例，痊愈 29 例，有效 13 例，无效 8 例，总有效率为 84%。

【来源】翟栋，陈本宏，刘真. 非淋消炎汤治疗顽固性非淋菌性尿道炎 50 例疗效分析. 中国社区医师，2005，（20）：36

游氏非淋清汤

龙胆草 10g 虎杖 10g 紫草 10g 车前子（包煎） 土茯苓 10g 蒲公英 10g 黄柏 10g 地肤子 10g 黄芪 10g 王不留行 10g 萆薢 10g 薏苡仁 10g 附子 5g

【用法】水煎服，每日 2 次，日 1 剂。

【功效】清热解毒，利湿化浊。

【适应证】**非淋性尿道炎（湿热蕴结型）**。症见：尿道刺痒、疼痛，尿频、尿急、尿道口红肿，有浆液性或浆液脓性分泌物或晨起时尿道口有一薄层浆痂（封口现象）。

【疗效】治疗 38 例，痊愈 26 例，有效 10 例，无效 2 例，总有效率为 94.7%。

【来源】游峰. 非淋清汤治疗非淋球菌性尿道炎疗效观察. 山西中医，2007，(1)：23

尹氏清淋方

金钱草 30g　车前草 30g　鱼腥草 30g　败酱草 30g　黄柏 20g　苦参 20g　丹参 15g　牛膝 15g　山药 15g　甘草 10g

【用法】水煎服，每日 2 次，日 1 剂。

【功效】清热解毒，利湿化浊。

【适应证】**非淋性尿道炎（湿热下注型）**。症见：尿道刺痒、疼痛，尿频、尿急、尿道口红肿，有浆液性或浆液脓性分泌物或晨起时尿道口有一薄层浆痂（封口现象）。

【临证加减】气虚加黄芪、白术；肾阳虚加杜仲、肉苁蓉；肾阳不足加枸杞子、麦冬；精血亏虚加当归、首乌；湿热盛加龙胆草；肝气郁滞加香附、郁金。

【疗效】治疗 50 例，痊愈 45 例，有效 3 例，无效 2 例，总有效率为 96%。

【来源】尹振武，牛彬. 中西医结合治疗男性非淋性尿道炎 50 例. 时珍国医国药，2004，(6)：355

任氏萆薢分清饮加减

萆薢 15g　土茯苓 15g　四季青 8g　川牛膝 10g　黄柏 12g　生地10g　王不留行 12g　橘核 15g　荔枝核 15g　川楝子 6g　车前子 10g台乌药 12g　生甘草 6g

【用法】水煎服，每日 2 次，日 1 剂。

【功效】清热解毒，利湿通淋。

【适应证】**非淋性尿道炎（湿热下注型）**。症见：尿道刺痒、疼痛，尿频、尿急、尿道口红肿，有浆液性或浆液脓性分泌物或晨起时尿道口有一薄层浆痂（封口现象）。

【临证加减】腰膝酸软加杜仲、枸杞子；尿痛甚者加红藤、败酱草；失眠者加夜交藤、丹参。

【疗效】治疗 60 例，痊愈 45 例，有效 10 例，无效 5 例，总有效率为 90.1%。

【来源】任豪，贾永刚. 江西省中医院经验方

非淋 I 号

萆薢 30g　瞿麦 30g　泽泻 30g　土茯苓 30g　半枝莲 20g　黄芪 15g　蜈蚣 12g　穿山甲 15g

【用法】水煎服，每日 2 次，日 1 剂。

【适应证】**非淋性尿道炎（湿热下注型）**。症见：尿道刺痒、疼痛，尿频、尿急、尿道口红肿，有浆液性或浆液脓性分泌物或晨起时尿道口有一薄层浆痂（封口现象）。

【来源】阎向东，朱凤梅，孙国强. 非淋 I 号对沙眼衣原体和解脲支原体的体外抑菌试验的研究. 四川中医，2007，(7)：14

第五节　淋　　病

淋病是目前我国最常见的性传播疾病，是由奈瑟淋球菌所致的泌尿生殖系统感染，主要通过性交传染，偶尔通过间接传染。

本病多见于婚外性接触者，青壮年发病率较高，本病除可以直接感染尿道、子宫颈内膜、直肠肛周、眼结膜外，还可引起男女内生殖器的各种不同损害，且可并发许多全身性感染性疾病，临床主要表现是尿频、尿急、尿痛、排尿不畅、尿道口有分泌物等。本病的诊断要点是：①多有不洁性生活史。②症状可见尿频、尿急、尿痛、排尿不畅、尿道口有脓性分泌物。③实验室检查常可见奈瑟淋球菌。

本病属于中医学"淋证"、"淋浊"、"花柳毒淋"的范畴，中医学认为，本病由宿娼恋色或误用秽浊湿热之邪污染之器具，湿热秽浊之气由下焦前阴窍口入侵，阻滞于膀胱及肝经，局部气血运行不畅，湿热熏蒸，精败肉腐，气化失司所致。湿热秽浊之邪久恋，一则伤津耗气，一则阻滞气血，久病及肾，导致肾虚阴亏，瘀结内阻，病程日久。本病中医治疗宜辨证论治，若为湿热毒蕴证，则宜清热利湿，解毒化浊；若为正虚毒恋证，则宜滋阴降火，利湿解毒；若为毒邪流窜证，则宜清热利湿，解毒祛瘀；若为热毒入络证，则宜清热解毒，凉血化浊。

消淋汤

　　白花蛇舌草30g　半边莲30g　黄连10g　白鲜皮10g　木通10g　萆薢10g　瞿麦10g　石菖蒲10g　牛膝10g　土茯苓10g　甘草10g

【用法】水煎服，每天2次，每日1剂。西药：大观霉素单次2.0g，肌内注射，或头孢三嗪（罗氏芬）1.0g静脉注射治疗。

【功效】清热解毒，利湿通淋。

【适应证】症见尿频、尿急、尿痛、排尿不畅、尿道口有脓性分泌物，实验室检查常可见奈瑟淋球菌。伴舌红苔黄腻，脉滑数。

【疗效】86例患者中，治愈79例，未愈7例，总治愈率为91.86%。

【来源】李宝健，何锦华. 中西医结合治疗淋病疗效观察. 中国中西医结合外科杂志，2005，（2）：157

清淋汤

　　黄连5g　黄柏10g　黄芩10g　金银花10g　栀子10g　败酱草10~15g　丹参15~20g　红花10g　桃仁10g　白茅根20~30g　泽兰10g　赤芍10g　黄芪20~30g　甘草10g

【用法】水煎服，每天2次，每日1剂。西药：头孢曲松钠0.25g肌内注射，每日1次；口服环丙沙星，每次0.5g，每日2次。

【功效】清热解毒，利湿化浊。

【适应证】症见尿频、尿急、尿痛、排尿不畅、尿道口有脓性分泌物，实验室检查常可见奈瑟淋球菌。伴舌红苔黄腻，脉滑数。

【疗效】31 例患者中，治愈 27 例，有效 3 例，无效 1 例，总有效率为 96.8%。

【来源】马玉德. 中西医结合治疗慢性淋病 31 例疗效观察. 云南中医中药杂志，2007，(2)：21

🪷 吴氏中药熏洗方

金银花 10g　黄连 10g　黄柏 10g　苦参 20g　艾叶 10g　花椒 10g　连翘 10g　蒲公英 10g　蛇床子 20g

【用法】将以上药物放入容器内，加适量水煎熬，然后将煎熬好的药液过滤倒入盆中，患者坐入盆中熏洗，至药液变冷为止，1 天 1 次，7 天为 1 个疗程。女性患者除坐熏洗外，如阴道内有炎症，可用"阴道冲洗器"将煎好的药液过滤后，灌入冲洗器内，按照冲洗器上的使用方法进行冲洗治疗。

【功效】清热解毒，杀虫止痒。

【适应证】症见尿频、尿急、尿痛、排尿不畅、尿道口有脓性分泌物，实验室检查常可见奈瑟淋球菌。伴舌红苔黄腻，脉滑数。

【来源】吴仲安. 中药熏洗治疗淋病 100 例. 中医外科杂志，2006，(3)：29

🪷 于氏验方

内服：木通 10g　黄柏 20g　泽泻 15g　山药 20g　赤芍 10g　苍术 10g　紫花地丁 20g　半枝莲 30g　瞿麦 20g　萹蓄 20g

外洗：枯矾 10g　蛇床子 30g　苍术 10g　苦参 30g

【用法】水煎服，每天 2 次，每日 1 剂。西药：淋必治注射液，每日 1 次，每次分两侧臀部肌内注射各 2.0g，5 天为 1 个疗程。

【功效】清热解毒，燥湿止痒。

【适应证】症见尿频、尿急、尿痛、排尿不畅、尿道口有脓性分泌物，实验室检查常可见奈瑟淋球菌。伴舌红苔黄腻，脉滑数。

【疗效】100 例患者中，治愈 81 例，好转 19 例，总有效率为 100%。

【来源】于树臣，王颖芬. 中西医结合治疗慢性淋病 100 例. 吉林中医药，2002，(1)：44

灭淋汤加减

土茯苓 50g　萆薢 20g　鱼腥草 20g　益智仁 15g　乌药 15g　苦参 15g　黄柏 20g　黄芪 20g　蜈蚣 2 条（去头、足）　延胡索 15g　滑石 15g　甘草 15g

【用法】水煎服，每天 2 次，每日 1 剂。局部用外洗剂：煎汤冲洗龟头、尿道口或阴道口。西药：选用氨基苄青霉素注射液 6g 溶于 5%～10% 葡萄糖 500ml，每日 2 次；或青霉素 480 万 U 臀部两侧各注射 240 万 U，每日 1 次，并同时服用丙磺舒片 1.0g，每日 2 次。如有过敏者改用红霉素注射液 120 万 U，溶于 5%～10% 葡萄糖 500ml，每日 3 次，静脉滴注，并同时口服氨哌胶囊 0.3g，每日 3 次。

【功效】清热解毒，利湿。

【适应证】症见尿频、尿急、尿痛、排尿不畅、尿道口有脓性分泌物，实验室检查常可见奈瑟淋球菌。伴舌红苔黄腻，脉滑数。

【临证加减】血尿者，加茅根 20g，小蓟 30g；尿痛兼大便秘结者，加萹蓄 15g，瞿麦 15g，大黄 5g；热重者，加银花 50g，蒲公英 30g；脓汁多者，加倍萆薢用量；继发前列腺炎者，加冬葵子 10g；继发附睾炎者，加橘核 10g，荔枝核 15g。局部外洗剂：土茯苓 59g，银花 50g，白鲜皮 15g，威灵仙 15g，苦参 20g，甘草 15g。

【疗效】196 例患者中，治愈 181 例，有效 15 例，总有效率为 100%。

【来源】敖应平. 中西医结合治疗急性淋病 196 例临床观察. 贵阳中医学院学报，2002，（2）：17－18

萆薢渗湿汤加味

萆薢 10～30g　黄柏 12g　金银花 18g　金钱草 15g　滑石 15g　通草 4g　车前子（包煎）15g　鸦胆子 15 粒　甘草梢 10g

【用法】水煎服，每天 2 次，每日 1 剂。西药：头孢曲松钠 1g，肌内注射，每日 1 次。

【功效】清热利湿，通淋。

【适应证】症见尿频、尿急、尿痛、排尿不畅、尿道口有脓性分泌物，实验室检查常可见奈瑟淋球菌。伴舌红苔黄腻，脉滑数。

【临证加减】疼痛较剧者，甘草梢用至 15～30g，石韦 15g；尿中带血者，加田三七 6g（研末冲服）；腰痛者，加川续断 15g，桑寄生 15g，杜仲 10g。

【疗效】40 例患者中，治愈 38 例，显效 1 例，好转 1 例，无效 0 例，总有效率为 100%。

【来源】童玉芝. 中西医结合治疗急性淋病 40 例疗效观察. 河南中医，2005，(4)：61

治淋汤

　　草薢 20g　黄柏 12g　败酱草 30g　蒲公英 20g　土茯苓 30g　野菊花 30g　鱼腥草 30g　赤芍 20g　连翘 20g　马鞭草 30g　白花蛇舌草 20g　通草 6g　生黄芪 15g

【用法】水煎服，每天 2 次，每日 1 剂。西药：头孢曲松钠 1g，肌内注射，每日 1 次。

【功效】清热利湿，解毒通淋。

【适应证】**淋病（湿热毒邪蕴结型）**。症见尿频、尿急、尿痛、排尿不畅、尿道口有脓性分泌物，实验室检查常可见奈瑟淋球菌。伴舌红苔黄腻，脉滑数。

【疗效】106 例患者中，治愈 98 例，无效 8 例，治愈率为 92%。

【来源】汪卫平. 治淋汤治疗慢性淋病 106 例临床观察. 中国中医药科技，2004，(4)：197

泻火解毒汤

　　土茯苓、白花蛇舌草、马齿苋、地肤子、金银花、苦参各 30g　赤芍、蒲公英各 15g　紫草 10g

【用法】水煎服，每天 2 次，每日 1 剂。用药渣再煎，取煎液加白矾 12g，熏洗局部或坐浴 20 分钟。

【功效】清热祛湿，通淋止带，凉血活血，消肿止痛。

【适应证】**淋病（湿热下注型）**。症见尿频、尿急、尿痛、排尿不畅、尿道口有脓性分泌物，实验室检查常可见奈瑟淋球菌。伴舌红苔黄腻，脉滑数。

【临证加减】气虚者，加黄芪、炒白术各 15g；湿重者，加薏苡仁 30g，滑石 30g，猪苓、茯苓各 15g；阴虚者，加生地 15g；腰痛者，加桑寄生 15g，牛膝 12g。

【疗效】30 例患者中，治愈 25 例，未愈 5 例，治愈率为 83.3%。

【来源】宋丽丽，高霞. 中药泻火解毒汤治疗慢性淋病临床研究. 中医中药，2009，(15)：84 – 86

苦黄汤

苦参 15g　黄柏 15g　白头翁 15g　萹蓄 15g　地肤子 15g　蛇床子（包煎）15g　露蜂房 15g　乌梅 12g　白鲜皮 15g　赤芍 12g　当归 15g　赤小豆 12g

【用法】以 1000ml 水浓煎 300ml，取汁外洗。

【功效】清热利湿，燥湿杀虫。

【适应证】淋病（湿热下注型）。症见尿频、尿急、尿痛、排尿不畅、尿道口有脓性分泌物，实验室检查常可见奈瑟淋球菌。伴舌红苔黄腻，脉滑数。

【疗效】42 例患者中，治愈 42 例，治愈率为 100%。

【来源】周武强，王维武. 苦黄汤外洗治疗淋病 42 例分析. 实用中医内科杂志，2004，(2)：139 – 140

第六节　梅　　毒

梅毒是由梅毒螺旋体引起，主要通过性接触或母体经胎盘传入，侵犯多系统多脏器的慢性传染性疾病。

本病的诊断要点是：①梅毒的病程长，变化多，涉及多个器官和系统，症状和体征复杂多样，又常处于潜伏期，所以必须依据详尽的病史、体征，辅以多项实验室检查结果，综合分析后才能作出，并区分梅毒的不同时期。②对可疑梅毒患者要定期进行临床及血清学检查，连续 3 次未发现梅毒方能排除。③实验室检查 RPR、梅毒螺旋体抗体明胶颗粒试验（TPPA）均为阳性者。

本病属于中医学"霉疮"、"杨梅疮"、"广疮"的范畴。中医学认为有气化传染、精化传染和胎传传染 3 个途径。常因接触被污染的被褥、毛巾、食具、衣物或与梅毒患者接吻、触摸、同寝室，致使梅毒疫疠之气侵入人体，肺脾二经受毒，流注阴器，发为疳疮；泛于肌肤，发为梅毒痘疹；或因由于不洁性交，致使梅毒疫疠之气由阴器直接感受，乘精泄之时，毒邪直入肝肾，深入骨髓，侵入关窍，外发于阴器，内伤于脏腑；或胎儿通过母体感受梅毒疫疠之气，毒气陷入营血，损伤筋髓，发于肌肤所致。在治疗时应该辨证论治，若辨证为肺脾蕴毒证，则宜清泄肺脾，祛风解毒；若辨证为肝经湿热证，则宜清热利湿，解毒祛梅；若辨证为血热蕴毒证，则宜凉血解毒，泻热散瘀；若辨证为毒结筋骨证，则宜活血解毒，通络止痛；若辨证为肝肾亏损证，则宜滋补肝肾，填髓熄风。若辨证为心肾亏虚证，则宜养心补肾，祛瘀通阳。

🪷 金银花汤

　　金银花 25g　土茯苓 15g　白鲜皮 12g　黄芪 30g　羌活 12g　连翘 20g　当归 15g　黄芩 12g　北豆根 6g　鱼腥草 25g　白花蛇舌草 30g

【用法】水煎服，每天 2 次，每日 1 剂。西药：普鲁卡因青霉素肌内注射。

【功效】清热解毒，扶正祛邪。

【适应证】**梅毒（热毒蕴结，正气不足型）**。症见：症状可见梅毒的症状，实验室检查 RPR、梅毒螺旋体抗体明胶颗粒试验（TPPA）均为阳性者。

【临证加减】小便淋沥、湿热下注者，加黄柏、泽泻；腰膝酸软、无力者，加杜仲、山茱萸；头晕耳鸣者，加枸杞子、菊花。

【来源】任翠莲，侯文强，佟彦丽. 金银花汤联合普鲁卡因青霉素治疗梅毒的临床研究. 中国卫生产业，2012，76－78

第七节　软 下 疳

　　软下疳是由杜克雷嗜血杆菌经性接触传染的急性、疼痛性、多发性阴部溃疡，伴腹股沟淋巴结肿大、化脓及破溃为特征的性传播性疾病。

　　本病可见于世界各地，主要流行于亚热带地区，近年来西方有软下疳爆发病例。20 世纪 60 年代后我国基本绝迹，80 年代本病又在各地陆续出现，呈慢性增长趋势。本病的诊断要点是：①有不洁性交史及性伴侣感染病史。②有软下疳的临床表现。③实验室检查直接涂片检出杜克雷嗜血杆菌阳性。④发生 7 日以上的溃疡，未检出梅毒螺旋体，或梅毒血清试验阴性。⑤临床上排除溃疡为单纯疱疹病毒（HSV）培养阴性。

本病属于中医学"疳疮"的范畴，中医学认为，本病多因外感湿热秽毒之邪，侵入肝经，下注阴器，郁阻气血，热腐成脓，下疳溃烂，局部疼痛；或内结旁流。溃口如经久不愈，耗伤气血；热毒久恋，伤及阴液，致阴虚火旺，故后期见气血两虚，湿热秽毒未尽，虚实夹杂，而见疮形干陷，久治难愈。本病中医治疗需要辨证论治：若辨证为湿热毒蕴证，则宜清热利湿，解毒泻火；若辨证为气阴两虚证，则宜益气养阴，清热解毒。

❀ 清热解毒汤

板蓝根 20g　紫花地丁 20g　大青叶 15g　生薏苡仁 30g　白花蛇舌草 20g　土茯苓 20g　柴胡 10g　皂角刺 10g　浙贝母 10g　生甘草 5g

【用法】水煎服，每天 2 次，每日 1 剂；同时每日 1 剂外洗，早晚各 1 次，先热熏后外洗。

【功效】清热解毒，消肿散结清肝。

【适应证】**软下疳（热毒蕴积兼肝郁型）**。症见：外阴散发蚕豆大小圆形、高出皮肤、中间稍凹陷、质地稍硬、触痛、紫红色肿块，心烦易怒，口干咽干，舌红，苔黄腻，脉滑数。

【临证加减】疼痛甚者加川楝子、乳香、没药；气虚者加党参、生芪。

【疗效】30 例患者中，显效 20 例，有效 9 例，无效 1 例，总有效率为 96.7%。

【来源】朱丹，叶秋英. 自拟清热解毒汤治疗阴疮 30 例分析. 临床和实验医学杂志, 2010, (1): 70

第八节　生殖器疱疹

生殖器疱疹是由Ⅱ型单纯疱疹病毒通过性接触感染的一种常见的、易复发的、难治愈的性传播疾病。

新生儿生殖器疱疹可通过胎盘及产道感染，女性生殖器疱疹与宫颈癌的发生密切相关，本病发病率高，迄今尚无预防复发及阻止诱发恶变的有效疗法。本病的诊断要点是：①有不洁性交史或配偶感染史。②有原发性、复发性、亚临床型生殖器疱疹的临床表现。③实验室检查是重要依据。④具有接触史和临床表现就可以报告病例，若再具有实验室检查中任何一项阳性结果或组织病理证实即可确诊。

本病属于中医学"阴部热疮"、"阴疮"、"疳疮"等范畴，多因外感湿热秽浊之邪；或素日嗜酒，多食肥甘厚味、辛辣之品，损伤脾胃，脾失健运，湿浊内蕴，郁而化热，湿热侵入肝经，下注阴部，热炽湿盛，湿热郁蒸而外发疱疹。素体阴虚，或房劳过度，损伤阴精，加之湿热久恋，日久热盛伤阴，正气不足，邪气缠绵，正虚热盛，病情反复发作，经久难愈。在治疗上，若为肝经湿热者，则宜清热利湿，化浊解毒；若为阴虚邪恋者，则宜滋阴降火，解毒除湿。

🌸 导赤散合六味地黄汤

生地黄 15g　木通 7.5g　生甘草 10g　竹叶 10g　熟地黄 25g　山茱萸肉 15g　山药 10g　丹皮 10g　茯苓 10g　泽泻 10g　黄芪 35g　大青叶 30g

【用法】水煎服，每天 2 次，每日 1 剂。

【功效】清心通淋，扶正祛邪。

【适应证】**生殖器疱疹（心经热盛、正气不足型）**。症见：心烦、口苦、尿黄，腰酸乏力，舌红、苔黄，脉数。

【临证加减】伴腹股沟淋巴结肿大者，加金银花、连翘、黄柏。

【疗效】38 例患者中，治愈 38 例，无效 0 例，总有效率为 100%，1 年复发 15 例，复发率为 39.47%。

【来源】王桂艳. 导赤散合六味地黄汤治疗生殖器疱疹 38 例. 中国中医急诊，2010，(5)：804

丹栀银龙汤

牡丹皮 15g　栀子 15g　金银花 15g　龙胆草 10g　柴胡 10g　黄芩 10g　白芍 20g　山豆根 10g　白花蛇舌草 20g　炙黄芪 30g　女贞子 10g

【用法】水煎 2 次，每取汁 150ml，混合，分 2 次口服。煎煮第 3 次，再加用苦参 15g，黄柏 15g 同煎，取汁 150～200ml，凉温后将外生殖器浸泡药汁中 30 分钟，每日 2 次，清洗，男性患者休息时要求包皮上翻，暴露龟头，保持局部通风干燥。女性患者盆中外洗，纱布块浸湿外敷。要求不能刺破疱疹，保持疱壁完整、清洁。治疗期间，严格禁止性活动，使用安全套也不能完全防止病毒的传播。治疗期间停用抗病毒药物及免疫制剂。2 周为 1 个疗程，易复发者可坚持治疗 2～3 个疗程。

【功效】清热化湿，解毒泻火。

【适应证】**生殖器疱疹（湿热下注型）**。症见胁肋胀痛，腹胀，口苦，尿黄，舌红、苔黄，脉滑数。

【疗效】75 例患者中，痊愈 75 例，无效 0 例，总有效率为 100%，6 个月后复发 3 例，复发率为 17.3%。

【来源】胡彦军，李芳琴. 丹栀银龙汤内服外洗治疗生殖器疱疹 75 例. 长春中医药大学学报，2011，(4)：633－634

壮药扶莲解毒补虚方

扶芳藤 30g　黄花倒水莲 20g　半边莲 10g　半枝莲 15g　白花蛇舌草 30g　甘草 6g

【用法】水煎服，每天 2 次，每日 1 剂。

【功效】调气解毒补虚。

【适应证】**生殖器疱疹（湿毒下注，气阴两伤型）**。症见：外生殖器见水疱、糜烂，自觉灼热疼痛，口干口苦，尿赤，腰酸乏力，舌红、苔薄，脉沉细。

【疗效】50 例患者中，治愈 42 例，显效 4 例，有效 2 例，无效 2 例，总痊愈率为 84.0%，6 个月后复发 9 例，复发率为 21%。

【来源】欧柏生，魏飞，冯杲，等. 壮药扶莲解毒补虚方治疗复发性生殖器疱疹 50 例. 广西中医药，2012，（5）：29 – 30

知柏地黄汤加减

　　知母 10g　黄柏 10g　生地 15g　山药 10g　山茱萸 10g　丹皮 10g
茯苓 10g　泽泻 10g　土茯苓 10g　白花蛇舌草 10g　虎杖 10g　甘草 5g

【用法】水煎服，每天 2 次，每日 1 剂。

【功效】滋阴补肾。

【适应证】**生殖器疱疹（肝肾阴虚型）**。症见疱疹反复发作，疱液少，伴心烦失眠，头晕耳鸣，腰膝酸软，咽干口渴，舌红少苔，脉细。

【疗效】25 例患者中，治愈 13 例，显效 10 例，有效 2 例，无效 0 例，总愈显率为 92%。

【来源】刘翔，匡琳，陈晋广. 知柏地黄汤加减治疗复发型生殖器疱疹的临床观察. 中医药导报，2010，（6）：57 – 59

解毒清热汤

　　蒲公英 30g　野菊花 30g　大青叶 30g　紫花地丁 15g　蚤休 15g
天花粉 15g　赤芍 9g　虎杖 15g

【用法】水煎服，每天 2 次，每日 1 剂；三煎熏洗患部。

【功效】清热解毒。

【适应证】**生殖器疱疹（热毒下注型）**。症见外生殖器见水疱，破溃糜烂，自觉灼热疼痛，舌红、苔黄、脉弦数。

【临证加减】湿热重者加龙胆草 15g，栀子 10g，木通 10g；热重者加鱼腥草 10g，半枝莲 10g，生甘草 5g。

【疗效】26 例患者中，治愈 26 例，无效 0 例，总治愈率为 100%。

【来源】马秀兰. 解毒清热汤治疗生殖器疱疹 26 例. 甘肃中医，2011，（5）：61

胆芪蚤休汤

生黄芪 30g　薏苡仁 20g　土茯苓 20g　龙胆草 12g　白花蛇舌草 12g　蚤休 12g　甘草 12g　穿山甲 6g　黄精 12g　枸杞 12g

【用法】水煎服，每天 2 次，每日 1 剂。嘱咐患者平素起居有常，饮食有节，增强体质，注意性生活卫生。在治疗期间，告知患者不要有过分的心理压力，积极配合治疗，避免疲劳和性生活，少食辛辣发物，不要饮酒，多吃富含维生素、蛋白质的食物。

【功效】清热利湿解毒，补益肝肾。

【适应证】**生殖器疱疹（湿热下注，肝肾亏虚型）**。症见外生殖器见水疱、糜烂，自觉灼热疼痛，口干口苦，尿赤，腰酸乏力，舌红、苔黄、脉数。

【疗效】32 例患者中，治愈 23 例，显效 7 例，有效 2 例，无效 0 例，总有效率为 100%。

【来源】洪彪. 胆芪蚤休汤治疗生殖器疱疹的疗效观察. 湖北中医杂志，2011，(11)：41

吴氏验方

淫羊藿 15g　当归 10g　黄芪 30g　甘草 10g　黄柏 10g　大青叶 30g

【用法】水煎服，每天 2 次，每日 1 剂。西药：阿昔洛韦 0.2g/次，每日 5 次，干扰素 100 万 U 肌内注射，隔日 1 次。

【功效】清利湿毒，扶正补虚。

【适应证】**生殖器疱疹（湿毒下注，正气不足型）**。症见外生殖器见水疱、糜烂，自觉灼热疼痛，口干口苦，尿赤，腰酸乏力，舌红、苔黄、脉数。

【疗效】60 例患者中，显效 26 例，有效 24 例，无效 10 例，总有效率为 83.3%。

【来源】吴宏斌. 中西医结合治疗生殖器疱疹 60 例. 中国中西医结合皮肤性病学杂志，2006，(3)：163-164

汪氏中药熏洗方

大黄 30g　龙胆草 30g　土茯苓 30g　苦参 60g　马齿苋 60g　蒲公

英60g　败酱草60g

【用法】用冷水将中药淹过药面约5cm，浸泡1小时，煎20分钟，每剂药煎2次，合并药液约2500～3000ml，以不烫皮肤为度，每天早、中、晚各坐浴一次，每次20分钟。西药：重组人干扰素a-2b注射液300万IU，肌内注射，隔日1次；伐昔洛韦胶囊口服，每次0.125g，每天2次。治疗期间，保持外阴清洁，禁饮酒及辛辣刺激食物，忌性生活或必要时戴避孕套。

【功效】清热解毒，消肿散结。

【适应证】**生殖器疱疹（肝胆湿热型）**。症见外生殖器见水疱、糜烂，自觉灼热疼痛，口干口苦，尿赤，腰酸乏力，舌红、苔黄，脉数。

【疗效】47例患者中，治愈18例，显效24例，无效5例，总有效率为89.36%。

【来源】汪波，蒋咏梅，于娟. 中西药结合治疗生殖器疱疹47例. 中国中医药现代远程教育，2011，（1）：70

❀ 李氏验方

黄芩9g　龙胆草10g　山栀子12g　板蓝根15g　大青叶10g　紫草10g　泽泻12g　木通6g　车前子15g　生地黄15g　当归12g　柴胡9g

【用法】水煎服，每天2次，每日1剂。连服10天为1个疗程，如局部有糜烂出水者，外擦炉甘石洗剂。治疗后半年内，每当疱疹复发部位皮肤瘙痒或潮红时，均需在臀部肌内注射聚肌细胞注射液2ml，每天1次，连用3天。

【功效】清热解毒，消肿散结。

【适应证】**生殖器疱疹（肝胆湿热型）**。症见外生殖器见水疱、糜烂，自觉灼热疼痛，口干口苦，尿赤，腰酸乏力，舌红、苔黄，脉数。

【来源】李刚群. 中西药结合治疗复发性生殖器疱疹89例. 广西中医药，2000，（5）：30

❀ 地丁汤加减

龙胆草12g　生山栀子12g　生地黄12g　板蓝根15g　紫花地丁

15g　生甘草 6g　泽泻 12g　灯心草 6g　浙贝母 10g　蒲公英 10g　千里光 10g　地肤子 10g　炒苍术 15g　炒山药 15g

【用法】水煎服，每天 2 次，每日 1 剂。

【功效】利湿，清热解毒。

【适应证】**生殖器疱疹（湿热下注型）**。症见疱疹可见于包皮、龟头、冠状沟，偶见于尿道口，疱疹常因摩擦及潮湿及迅速破溃和糜烂，或伴附近内核肿痛且自觉灼热，心烦，小便短赤，大便干结，舌红苔黄腻，脉弦滑数。

【来源】施慧. 生殖器疱疹的辨证论治. 云南中医中药杂志，2010，(7)：94

🪷 玄参汤

知母 12g　黄柏 9g　丹皮 12g　泽泻 12g　生地黄 12g　玄参 12g　地骨皮 12g　紫草 12g　板蓝根 15g　白茅根 15g　天花粉 12g　苦参 6g　土茯苓 30g

【用法】水煎服，每天 2 次，每日 1 剂。

【功效】滋阴清热。

【适应证】**生殖器疱疹（阴虚内热型）**。症见生殖器疱疹反复发作，咽干，唇燥，口渴引饮，舌绛苔剥，脉细数。

【来源】施慧. 生殖器疱疹的辨证论治. 云南中医中药杂志，2010，(7)：94

🪷 祛毒汤

生地 25g　银花 20g　连翘 15g　蒲公英 30g　黄柏 15g　鱼腥草 25g　茯苓 30g　板蓝根 30g　当归 15g　郁金 15g　延胡索 10g　木通 10g　甘草 15g

【用法】水煎服，每天 2 次，每日 1 剂。同时配合西药阿昔洛韦片口服，每天 4 次，每次 2 片（200mg），连服 7 天；阿昔洛韦膏外涂 2 次，7～10 天为 1 个疗程。

【功效】清热解毒，消炎抗感染。

【适应证】**生殖器疱疹（热毒壅盛型）**。症见生殖器疱疹反复发作，咽干，唇燥，口渴引饮，舌绛苔剥，脉细数。

【疗效】本组 108 例在第 1 个疗程治愈 38 例，在第 2 个疗程治愈 48 例，显效 22 例，总有效率为 100％。

【来源】金玉顺. 生殖器疱疹 108 例诊治体会. 中国当代医药，2010，（35）：99

疱疹煎

黄芪 40g　党参 30g　茯苓 30g　虎杖 15g　赤芍 15g　紫草 10g

【用法】水煎服，每天 2 次，每日 1 剂。

【功效】益气健脾，扶正祛邪。

【适应证】**生殖器疱疹（气阴亏虚型）**。

【来源】杨瑛，王益平，郭志武. 中药疱疹煎剂对生殖器疱疹复发及患者细胞免疫功能的影响. 成都中医药大学学报，2006，（1）：22

陈氏验方

柴胡 12g　黄芪 15g　蒲公英 20g　大青叶 20g　虎杖 12g　甘草 5g
生地黄 12g　赤芍 12g　当归 10g

【用法】水煎服，每天 2 次，每日 1 剂。

【功效】清热解毒，扶正祛邪。

【适应证】**生殖器疱疹（阴虚内热型）**。症见：生殖器疱疹反复发作，咽干，唇燥，口渴引饮，舌绛苔剥，脉细数。

【疗效】42 例患者，显效 28 例，有效 10 例，无效 4 例，总有效率为 90.48％。

【来源】陈艺明，林金宝，倪容之. 中西医结合治疗复发性生殖器疱疹疗效观察. 中华皮肤科杂志，2008，（5）：343

乔氏验方

板蓝根 30g　马齿苋 30g　土茯苓 30g　金银花 20g　黄柏 20g　黄芪 20g　苦参 20g　苍术 15g　熟地黄 15g　车前子 15g

【用法】水煎服，每天 2 次，每日 1 剂。

【功效】清热利湿，解毒祛邪。

【适应证】**生殖器疱疹（热毒壅盛型）**。症见：生殖器疱疹，咽干，唇燥，口渴引饮，舌绛苔剥，脉细数。

【疗效】45 例患者，痊愈 30 例，显效 9 例，好转 3 例，无效 3 例，总有效率为 86.7%。

【来源】乔国安，王丽萍. 中西医结合治疗复发性生殖器疱疹临床观察. 中国皮肤性病学杂志，2005，(7)：442.

第九节 尖锐湿疣

尖锐湿疣是由人类乳头瘤病毒所致的皮肤黏膜良性赘生物，主要通过性接触传播，极少通过间接接触传染。

本病的临床表现是：潜伏期约 1～8 个月，平均 3 个月。好发于外生殖器及肛门附近的皮肤黏膜湿润区，男性多见于龟头，冠状沟、包皮系带、尿道口及阴茎；同性恋者好发于肛门及直肠；女性多见与大小阴唇、阴道口、阴道、尿道、宫颈、会阴、腹股沟等，生殖器以外的部位偶尔见于腋窝、脐窝、乳房等，口淫者可发于口腔。包皮过长或白带过多者易感染或复发。初起为小而柔软淡红色顶端梢尖的赘生物，逐渐增大增多，互相融合形成各种不同的形态，表面凹凸不平，湿润柔软呈乳头状、菜花状及鸡冠状，根部多半有蒂，易糜烂、渗液，其间有脓性分泌物淤积，有恶臭，疣体表面呈白色，暗灰色或红色，易出血。位于干燥部位的尖锐湿疣较小，呈扁平疣状。少数尖锐湿疣因过度增生成为巨型尖锐湿疣。大多数尖锐湿疣患者无自觉症状，少部分有瘙痒、灼痛、白带增多。本病的诊断要点是：①有不洁性交史，配偶感染史或间接感染史。②有尖锐湿疣的形态学表现。③多无自觉症状。④实验室检查醋酸白试验或甲苯胺蓝试验阳性，必要时可做免疫学和细胞学检查。

本病属于中医学"臊瘊"范畴，发于外阴者称为"外阴臊瘊"，发于肛周者称为"肛周臊瘊"。多因房事不洁，精气亏损，湿热秽浊之邪乘虚侵入，下注阴器，浊毒湿热蕴结，气血郁阻，经络不畅，浊邪凝聚肌肤而生疣目；常因酗酒、过食肥甘厚腻，损伤脾胃，湿热内生，而诱发或加重病情，或因复感毒邪，湿热互结，热盛肉腐，而见皮烂流滋、流脓恶臭等症。在治疗上，若辨证为湿热下注者，则宜清热利湿，化浊散结；若为热毒蕴结者，则宜清热解毒，祛秽除疣。

洗疣汤

香附 30g　木贼 30g　板蓝根 30g　黄柏 30g　苦参 30g　紫草 30g

红花 15g　黄连 15g　黄芩 15g　甘草 15g

【用法】将上药加水 1500ml 煎至 200ml，过滤两次药液混合后浓缩至糊状将纱布浸泡于药液后，取出纱布敷于患处 15 分钟，2 次/天，连用 1 周。同时应该利用 CO_2 激光彻底清除疣体及亚临床损害，术后碘伏定期消毒。

【功效】清热解毒，散结除疣。

【适应证】**尖锐湿疣（湿热蕴结型）**。症见外阴疣状赘生物，组织病理表现为表皮乳头瘤样增生伴角化不全，颗粒层和棘层上部细胞可有明显的空泡形成，胞质着色淡，核浓缩深染，核周围有透亮的晕（凹空细胞）为特征性改变，病理诊断为尖锐湿疣。

【疗效】治疗患者 100 例，第 10 天治愈 28 例，第 20 天治愈 30 例，1 个月治愈 23 例，治愈率为 81.00%。

【来源】龙继红，孔敏. CO_2 激光配合洗疣汤贴敷治疗女性尖锐湿疣的临床研究. 中国社区医师（医学专业），2012，（29）：165

除疣汤

马齿苋 15g　板蓝根 15g　木贼草 10g　红花 10g　制香附 10g　败酱草 10g

【用法】将上药加水 1500ml 煎至 200ml，用时加 2 倍温水外洗用患处，在利用 CO_2 激光彻底清除疣体之后第 3 天创面结痂后开始，用药过程为 2 个月。

【功效】清热解毒，散结除疣。

【适应证】**尖锐湿疣（湿热蕴结型）**。症见外阴疣状赘生物，组织病理表现为表皮乳头瘤样增生伴角化不全，颗粒层和棘层上部细胞可有明显的空泡形成，胞质着色淡，核浓缩深染，核周围有透亮的晕（凹空细胞）为特征性改变，病理诊断为尖锐湿疣。

【疗效】治疗患者 17 例，治愈 16 例，未愈 1 例，治愈率为 94.12%。

【来源】蔡恒骧，黄红娟，魏跃钢. 除疣汤联合 CO_2 激光治疗尖锐湿疣的临床研究. 南通大学学报（医学版），2012，（2）：158

🌸 豆根板蓝苦参汤

山豆根30g　板蓝根30g　木贼草30g　香附30g　苦参30g　萆薢30g

【用法】首煎，加水、醋各半（共约600ml），煎煮25分钟，倒出药汁；二煎，再加水、醋各半约600ml，煎煮20分钟，倒出药汁，两煎混合。药汁温度以感温热舒适为宜，变冷后可再加热，用纱布垫浸药汁后频湿敷患处皮损处，范围稍大于皮损，每次30~40分钟，每日2次，日1剂，20天为1个疗程。

【功效】清热解毒，散结除疣。

【适应证】**尖锐湿疣（湿热蕴结型）**。症见：外阴疣状赘生物，组织病理表现为表皮乳头瘤样增生伴角化不全，颗粒层和棘层上部细胞可有明显的空泡形成，胞质着色淡，核浓缩深染，核周围有透亮的晕（凹空细胞）为特征性改变，病理诊断为尖锐湿疣。

【疗效】治疗患者73例，治愈65例，显效2例，有效4例，无效2例，总有效率为97.3%。

【来源】李子午，王德慧. 豆根板蓝苦参汤局部湿敷治疗尖锐湿疣73例. 中国乡村医药杂志，2012，（29）：46

🌸 戴氏中药熏洗方

土茯苓30g　大青叶30g　板蓝根30g　鸦胆子20g　苦参30g　苍术20g　木贼20g　百部20g　红花20g　冰片10g　甘草10g

【用法】将上药加水1500ml煎至200ml过滤两次药液混合后浓缩至糊状将纱布浸泡于药液后，取出纱布敷于患处15分钟，2次/天，连用1周。同时用电凝仪彻底清除疣体并用干扰素100万U于病损内注射。

【功效】清热解毒，散结除疣。

【适应证】**尖锐湿疣（湿热蕴结型）**。症见外阴疣状赘生物，组织病理表现为表皮乳头瘤样增生伴角化不全，颗粒层和棘层上部细胞可有明显的空泡形成，胞质着色淡，核浓缩深染，核周围有透亮的晕（凹空细胞）为特征性改变，病理诊断为尖锐湿疣。

【疗效】治疗患者40例，临床治愈36例，复发4例，治愈率为90.0%。

【来源】戴秋安，朱建红. 肛肠治疗仪结合中药熏洗治疗肛门尖锐湿疣. 湖北中医杂志，2011，(2)：47

龙胆泻肝汤加减

大青叶 20g　蒲公英 20g　焦栀子 15g　龙胆草 15g　丹参 15g　土茯苓 15g　紫草 15g　桃仁 12g　生地 12g　当归 12g　黄芩 10g　车前草 10g　甘草 3g

【用法】水煎服，每日 2 次，日 1 剂。采用微波凝固法去除疣体，同时配合中药外洗煎剂（马齿苋 30g，板蓝根 30g，大青叶 30g，薏苡仁 30g，大黄 30g，白芷 15g，细辛 15g，桃仁 15g，木贼 15g，露蜂房 15g，生牡蛎 10g，甘草 5g）将上药加水 2500ml 煎至 2000ml，先熏患处，后坐洗 20 分钟。

【功效】清热解毒，散结除疣。

【适应证】**尖锐湿疣（湿热蕴结型）**。症见外阴疣状赘生物，组织病理表现为表皮乳头瘤样增生伴角化不全，颗粒层和棘层上部细胞可有明显的空泡形成，胞质着色淡，核浓缩深染，核周围有透亮的晕（凹空细胞）为特征性改变，病理诊断为尖锐湿疣。

【疗效】治疗患者 15 例，治愈 14 例，1 例复发，治愈率为 93.3%。

【来源】姜向阳. 肛周尖锐湿疣的中西医结合治疗. 中国医药指南，2012，(8)：289

加味土茯苓汤

土茯苓 50g　白头翁 50g　白花蛇舌草 50g　紫草 20g　北豆根 30g　大青叶 20g　苦参 30g　防风 20g　丹皮 30g　红花 20g　莪术 20g　蛇床子 20g　地肤子 20g

【用法】将上药置于盆中加水至 5000ml，浸泡 2~6 小时，文火煎沸 10~15 分钟，滤出药液，倾入洗盆中，乘热熏患处，稍温后坐浴，用布或棉球蘸药水反复擦洗，以略用力不擦破皮为度，2 次/天，15~30 分钟/次，1 剂可用数次，6 剂为 1 个疗程。

【功效】清热解毒，散结除疣。

【适应证】**尖锐湿疣（湿热蕴结型）**。症见外阴疣状赘生物，组织病理表现为表皮乳头瘤样增生伴角化不全，颗粒层和棘层上部细胞可有明显的空泡形成，胞质着色淡，核浓缩深染，核周围有透亮的晕（凹空细胞）为特征性改变，病理诊断为尖锐湿疣。

【疗效】治疗患者 97 例，1 疗程治愈 78 例，2 疗程治愈 17 例，无效 2 例，治愈率为 98%。

【来源】顾明明. 加味茯苓汤熏洗治疗外阴尖锐湿疣 97 例. 中国医学创新，2012，(26)：131

🪷 除疣汤加减

板蓝根 20g　白花蛇舌草 20g　土茯苓 20g　黄柏 20g　苦参 20g 枯矾 20g　乌梅 20g　蛇床子 20g　黄精 20g　槟榔 20g　山豆根 20g 鸡内金 20g　香附 20g

【用法】采用微波凝固法去除疣体，同时将上药加水 2500ml 煎至 2000ml，先熏患处，后坐洗 20 分钟。2 次/天，15 天为 1 个疗程。

【功效】理气活血，化瘀散结。

【适应证】**尖锐湿疣（气滞血瘀型）**。症见外阴疣状赘生物，组织病理表现为表皮乳头瘤样增生伴角化不全，颗粒层和棘层上部细胞可有明显的空泡形成，胞质着色淡，核浓缩深染，核周围有透亮的晕（凹空细胞）为特征性改变，病理诊断为尖锐湿疣。

【疗效】治疗患者 37 例，治愈 31 例，复发 6 例，治愈率为 83.78%。

【来源】范华，颜艳，曾田清. 联合疗法治疗肛周尖锐湿疣 37 例. 现代中医药，2011，(6)：26

🪷 肖氏验方

金银花 20g　黄连 30g　龙胆草 20g　香附 20g　木贼 20g　白鲜皮 20g　白及 5g

【用法】头煎加水约 500ml，浸泡 20 分钟，武火煮沸后，改小火再煮沸 30 分钟，取液约 200ml；二煎，加水约 400ml，武火煮沸后，改小火再煮沸 30 分钟，取液 200ml；两煎药汁混合后，外洗（37℃，温洗），每日 2 次，日 1 剂。同时运用平阳霉素联合利多卡因注射（2% 利多卡因稀释平阳霉素

1mg/ml，单个疣体注射量不超过 0.5mg，单次总注射量不超过 4mg，）处理疣体。

【功效】清热利湿，化瘀散结。

【适应证】**尖锐湿疣（湿热蕴结型）**。症见外阴疣状赘生物，组织病理表现为表皮乳头瘤样增生伴角化不全，颗粒层和棘层上部细胞可有明显的空泡形成，胞质着色淡，核浓缩深染，核周围有透亮的晕（凹空细胞）为特征性改变，病理诊断为尖锐湿疣。

【来源】肖曼莉. 联合中药外洗治疗尖锐湿疣 128 例. 中医外治杂志，2012，(1)：26

🪷 马齿苋洗剂

马齿苋 30g 生薏苡仁 30g 苦参 30g 蛇床子 30g 板蓝根 20g 大青叶 20g 黄柏 10g 枯矾 10g 甘草 10g

【用法】头煎加水约 500ml，浸泡 20 分钟，武火煮沸后，改小火再煮沸 30 分钟，取液约 200ml；二煎，加水约 400ml，武火煮沸后，改小火再煮沸 30 分钟，取液 200ml；两煎药汁混合后，外洗（温洗），每日 2 次，日 1 剂。采用微波凝固法去除疣体。

【功效】理气活血，化瘀散结。

【适应证】**尖锐湿疣（湿热下注型）**。症见外阴疣状赘生物，组织病理表现为表皮乳头瘤样增生伴角化不全，颗粒层和棘层上部细胞可有明显的空泡形成，胞质着色淡，核浓缩深染，核周围有透亮的晕（凹空细胞）为特征性改变，病理诊断为尖锐湿疣。

【来源】王锁杏，王华，杨帆，等. 马齿苋洗剂防治尖锐湿疣举隅. 陕西中医，2011，(6)：754

🪷 青蓝三草祛疣汤

板蓝根 50g 柴胡 30g 苍术 20g 黄柏 30g 薏苡仁 50g 木贼草 30g 金钱草 20g 大青叶 20g 丹参 20g 紫草 20g 桃仁 20g 红花 15g 土茯苓 30g 麦冬 15g

【用法】水煎服，每日 2 次，日 1 剂。连用 30 天为 1 个疗程，采用微波凝固法去除疣体。

【功效】清热解毒，化瘀散结。

【适应证】**尖锐湿疣（湿热蕴结型）**。症见外阴疣状赘生物，组织病理表现为表皮乳头瘤样增生伴角化不全，颗粒层和棘层上部细胞可有明显的空泡形成，胞质着色淡，核浓缩深染，核周围有透亮的晕（凹空细胞）为特征性改变，病理诊断为尖锐湿疣。

【疗效】治疗患者 42 例，1 个月复发 4 例，2 个月复发 2 例，3 个月复发 1 例，总治愈率为 83.33%。

【来源】殷新，温玉华，卢传坚. 青蓝三草祛疣汤坐浴对尖锐湿疣术后复发的预防效果. 广东医学，2011，（21）：2856

❀ 三莪汤

三棱 35g 莪术 35g 蛇床子 30g 黄芩 30g 金银花 30g 蒲公英 30g 大青叶 30g 板蓝根 30g 黄柏 30g 紫草 30g

【用法】将上述药物加水 3000ml。煎汁并过滤，得到 1500ml 药液，每剂煎 2 遍，共得到 3000ml 药液，冷却后分 3 次浸泡手术部位及好发部位，肛周尖锐湿疣患者用药液坐浴，1 天 3 次，每次 15～20 分钟，2 周为 1 个疗程。

【功效】清热解毒，化瘀散结。

【适应证】**尖锐湿疣（湿热蕴结型）**。症见外阴疣状赘生物，组织病理表现为表皮乳头瘤样增生伴角化不全，颗粒层和棘层上部细胞可有明显的空泡形成，胞质着色淡，核浓缩深染，核周围有透亮的晕（凹空细胞）为特征性改变，病理诊断为尖锐湿疣。

【疗效】治疗患者 47 例，6 个月复发 9 例，总治愈率为 81.9%。

【来源】段慈群，薛白云，官喜红，等. 三莪汤外用预防尖锐湿疣激光术后复发的临床观察. 中国当代医药，2011，（32）：75

❀ 消疣汤

黄芪 30g 龙胆草 30g 紫花地丁 30g 蒲公英 30g 土茯苓 30g 薏苡仁 30g 牡蛎 30g 珍珠母 30g 黄柏 15g 紫草 15g 赤芍 10g 莪术 10g 木贼 6g 甘草 6g

【用法】水煎服，每日 2 次，日 1 剂。三煎，加水 350ml，武火煮沸后，改小火再煮沸30 分钟，取液 250ml，用纱布垫湿敷创面后外涂湿润烧伤膏。采用激光去除疣体，并局部注射干扰素，半年后判定疗效。

【功效】清热解毒，化瘀散结。

【适应证】**尖锐湿疣（湿热蕴结型）**。症见外阴疣状赘生物，组织病理表现为表皮乳头瘤样增生伴角化不全，颗粒层和棘层上部细胞可有明显的空泡形成，胞质着色淡，核浓缩深染，核周围有透亮的晕（凹空细胞）为特征性改变，病理诊断为尖锐湿疣。

【疗效】治疗患者 100 例，治愈 29 例，显效 41 例，有效 26 例，无效 3 例，总有效率为 97%。

【来源】汪玉梅. 消疣汤联合局部注射干扰素治疗尖锐湿疣 100 例. 陕西中医，2012，（10）：1352

🪷 内服消疣汤

黄芪 30g　蒲公英 30g　败酱草 30g　大青叶 30g　马齿苋 30g　白术 15g　苦参 15g　赤芍 15g　丹参 15g　皂角刺 15g　土茯苓 20g　山慈菇 12g

【用法】水煎服，每日 2 次，日 1 剂。连用 30 天为 1 个疗程，共治疗 3 个疗程，采用激光去除疣体。

【功效】清热解毒，化瘀散结。

【适应证】**尖锐湿疣（湿热蕴结型）**。症见外阴疣状赘生物，组织病理表现为表皮乳头瘤样增生伴角化不全，颗粒层和棘层上部细胞可有明显的空泡形成，胞质着色淡，核浓缩深染，核周围有透亮的晕（凹空细胞）为特征性改变，病理诊断为尖锐湿疣。

【疗效】治疗患者 31 例，复发 5 例，总治愈率为 83.9%。

【来源】胡萍，蔡勤华，杨文，等. 消疣汤治疗尖锐湿疣及对复发率的影响. 陕西中医，2012，（1）：56

🪷 小柴胡汤合三仁汤

柴胡 9g　黄芩 9g　法半夏 10g　红参 10g（单煎）　　杏仁 10g　白

蔻仁 8g　薏苡仁 30g　厚朴 10g　通草 8g　滑石（包煎）20g　贯众 15g　虎杖 15g　苦参 20g　土茯苓 15g　茵陈 15g　龙胆草 10g

【用法】水煎服，每日 2 次，日 1 剂。连用 10 天，采用激光法去除疣体。

【功效】清热解毒，化瘀散结。

【适应证】**尖锐湿疣（湿热蕴结型）**。症见外阴疣状赘生物，组织病理表现为表皮乳头瘤样增生伴角化不全，颗粒层和棘层上部细胞可有明显的空泡形成，胞质着色淡，核浓缩深染，核周围有透亮的晕（凹空细胞）为特征性改变，病理诊断为尖锐湿疣。

【临证加减】10 日后，疣体脱皮甚多，增生块体明显减小，唯大便稀，舌淡红，苔薄黄腻，脉弦滑，故前方去苦参、龙胆草，加车前子 15g（包煎），山药 20g。

【来源】张铁甲. 小柴胡汤合三仁汤加味治愈巨大尖锐湿疣 1 例. 江西中医药，2012，(5)：48

🪷 龙胆泻肝汤

龙胆草 20g　蒲公英 20g　焦栀子 15g　龙胆草 15g　丹参 15g　土茯苓 15g　紫草 15g　桃仁 12g　生地 12g　当归 12g　黄芩 10g　车前草 10g　甘草 3g

【用法】水煎服，每日 3 次，日 1 剂。同时用解毒除疣外洗方外洗（马齿苋 30g，板蓝根 30g，大青叶 30g，薏苡仁 30g，大黄 30g，白芷 15g，细辛 15g，桃仁 15g，木贼 15g，露蜂房 15g，生牡蛎 10g，甘草 5g）每天 1 剂，水煎至 2000ml，先热熏患处，待温度合适后坐浴患处 20 分钟，采用液化氮冷冻治疗去除疣体，注射胸腺肽 1mg，每日 1 次。

【功效】清热解毒，化瘀散结。

【适应证】**尖锐湿疣（湿热蕴结型）**。症见外阴疣状赘生物，组织病理表现为表皮乳头瘤样增生伴角化不全，颗粒层和棘层上部细胞可有明显的空泡形成，胞质着色淡，核浓缩深染，核周围有透亮的晕（凹空细胞）为特征性改变，病理诊断为尖锐湿疣。

【疗效】治疗患者 30 例，治愈 15 例，好转 13 例，无效 2 例，总有效率为 93.3%。

【来源】贺成彪，李萍. 中西医结合治疗肛周尖锐湿疣 30 例疗效观察. 中国性科

学，2011，（9）：21

八珍去疣方

党参 10g　白术 10g　茯苓 15g　当归 10g　生地 15g　薏苡仁 30g
煅牡蛎 30g　赤芍 25g　白芍 25g　贯众 15g

【用法】水煎服，每日 2 次，日 1 剂。服用 2 周，再服 2 周为 1 个疗程。
同时煎汁外洗坐浴。

【功效】补脾行气，化瘀散结。

【适应证】**尖锐湿疣（气虚型）**。症见外阴疣状赘生物，组织病理表现为
表皮乳头瘤样增生伴角化不全，颗粒层和棘层上部细胞可有明显的空泡形成，
胞质着色淡，核浓缩深染，核周围有透亮的晕（凹空细胞）为特征性改变，
病理诊断为尖锐湿疣。

【疗效】治疗患者 24 例，痊愈 21 例，总治愈率为 88%。

【来源】郑勇. 中西医结合治疗肛门尖锐湿疣 48 例分析. 临床医学工程，2011，
（9）：1400

桃红四物汤加减

当归 15g　白芍 15g　夏枯草 15g　茜草 15g　何首乌 15g　代赭石
15g　珍珠母 15g　川芎 12g　蜂房 12g　柴胡 12g　香附 12g　浙贝母
12g　桃仁 10g　红花 10g　丹参 30g　磁石 30g　龙骨 20g　牡蛎 20g
莪术 9g　三七 6g

【用法】水煎服，每日 2 次，日 1 剂。连用 30 天为 1 个疗程，同时用卡
介菌多糖核酸注射液，每次 1ml，隔日肌内注射 1 次，同时外用阿昔洛韦
软膏。

【功效】养血活血，化瘀散结。

【适应证】**尖锐湿疣（气滞血瘀型）**。症见外阴疣状赘生物，组织病理表
现为表皮乳头瘤样增生伴角化不全，颗粒层和棘层上部细胞可有明显的空泡
形成，胞质着色淡，核浓缩深染，核周围有透亮的晕（凹空细胞）为特征性
改变，病理诊断为尖锐湿疣。

【疗效】治疗患者 52 例，治愈 48 例，无效 4 例，总治愈率为 92.3%。

【来源】曲艳妮，翟璟璇. 中西医结合治疗尖锐湿疣 52 例，2012，（1）：55

杨氏验方

夏枯草 30g　丹参 10g　柴胡 10g　当归 10g　川芎 10g　桃仁 10g

【用法】水煎服，每日 2 次，日 1 剂。同时运用二氧化碳激光治疗处理疣体。

【功效】理气活血，化瘀散结。

【适应证】**尖锐湿疣（气血瘀滞型）**。症见外阴疣状赘生物，组织病理表现为表皮乳头瘤样增生伴角化不全，颗粒层和棘层上部细胞可有明显的空泡形成，胞质着色淡，核浓缩深染，核周围有透亮的晕（凹空细胞）为特征性改变，病理诊断为尖锐湿疣。并见患者脉细涩，苔薄白，舌暗淡，皮损暗红或褐色，尖锐湿疣有疼痛感，增长缓慢。

【疗效】治疗患者 66 例，治愈 58 例，复发 8 例，总治愈率为 87.9%。

【来源】杨士和. 中西医结合治疗尖锐湿疣 66 例疗效分析. 中国社区医师. 医学专业，2011，（29）：177

清疣汤

黄芪 15g　党参 15g　当归 10g　紫草 15g　大青叶 15g　半枝莲 15g　土茯苓 20g　板蓝根 20g　茵陈 15g　虎杖 15g　滑石 18g　黄柏 12g　川芎 10g　牛膝 10g　桃仁 10g　红花 6g　桔梗 12g　柴胡 10g　败酱草 15g　山楂 15g

【用法】水煎服，每次服用 100ml，每日 2 次，日 1 剂。余液用来外敷 1 天 2 次，10 天为 1 个疗程，用药期间观察有无其他不良反应，1 个疗程后加服 20 剂以加强清除体内的病毒。

【功效】清热解毒，益气活血，除湿化瘀，软坚散结，生肌排脓。

【适应证】**尖锐湿疣（气滞血瘀型）**。症见外阴疣状赘生物，组织病理表现为表皮乳头瘤样增生伴角化不全，颗粒层和棘层上部细胞可有明显的空泡形成，胞质着色淡，核浓缩深染，核周围有透亮的晕（凹空细胞）为特征性改变，病理诊断为尖锐湿疣。

【疗效】治疗患者 80 例，有效 80 例，无效 0 例，总有效率为 100%。

【来源】陈晓燕. 自拟清疣汤治疗尖锐湿疣 80 例临床观察, 2011, (11): 51

复方清疣灵

苦参 20g 秦皮 15g 野菊花 15g 半枝莲 30g 土茯苓 15g 黄柏 15g 灵芝 15g 黄芪 30g 丹参 15g 明矾 20g 板蓝根 30g

【用法】头煎加水约 500ml，浸泡 20 分钟，武火煮沸后，改小火再煮沸 30 分钟，取液约 200ml；二煎，加水约 400ml，武火煮沸后，改小火再煮沸 30 分钟，取液 200ml；两煎药汁混合后，外洗（温洗），每日 1 次，日 1 剂。连用 30 天为 1 个疗程，同时运用激光处理疣体。

【功效】养热利湿，化瘀散结。

【适应证】**尖锐湿疣（湿热蕴结型）**。症见外阴疣状赘生物，组织病理表现为表皮乳头瘤样增生伴角化不全，颗粒层和棘层上部细胞可有明显的空泡形成，胞质着色淡，核浓缩深染，核周围有透亮的晕（凹空细胞）为特征性改变，病理诊断为尖锐湿疣。

【疗效】治疗患者 73 例，治愈 60 例，无效 13 例，总治愈率为 82.19%。

【来源】秦元麟. 中医治疗预防尖锐湿疣复发的临床观察. 中国实用医药, 2012, (12): 190

苗氏中药熏洗方

板蓝根 15g 蒲公英 15g 苦参 15g 大青叶 15g 白花蛇舌草 15g 木贼 15g 川椒 15g 明矾 15g

【用法】头煎加水约 500ml，浸泡 20 分钟，武火煮沸后，改小火再煮沸 30 分钟，取液约 200ml；二煎，加水约 400ml，武火煮沸后，改小火再煮沸 30 分钟，取液 200ml；两煎药汁混合后，外洗（温洗），每次 15 分钟，每日 2 次，日 1 剂。连用 1 周为 1 个疗程，同时用激光处理疣体。

【功效】清热解毒，消风祛湿，消肿止痒。

【适应证】**尖锐湿疣（湿热下注型）**。症见外阴疣状赘生物，组织病理表现为表皮乳头瘤样增生伴角化不全，颗粒层和棘层上部细胞可有明显的空泡形成，胞质着色淡，核浓缩深染，核周围有透亮的晕（凹空细胞）为特征性改变，病理诊断为尖锐湿疣。

【疗效】治疗患者29例，治愈24例，复发5例，总治愈率为82.8%。

【来源】苗静，梁吉. 中药熏洗治疗妊娠期尖锐湿疣疗效观察，2011，(23)：70

张氏中药熏洗方

大黄30g　黄柏30g　五倍子30g　木贼30g　香附30g　大青叶20g

【用法】生药加水至2000ml，水煎后先熏患处，待温度适中后用纱布蘸药液浸洗患处，每次30分钟，7天为1个疗程，连用2个疗程。

【功效】清热解毒，行气散结。

【适应证】**尖锐湿疣（气滞血瘀型）**。症见外阴疣状赘生物，组织病理表现为表皮乳头瘤样增生伴角化不全，颗粒层和棘层上部细胞可有明显的空泡形成，胞质着色淡，核浓缩深染，核周围有透亮的晕（凹空细胞）为特征性改变，病理诊断为尖锐湿疣。

【疗效】治疗患者30例，治愈23例，有效7例，总有效率为100%。

【来源】张满刚，任占良. 中药熏洗治疗尖锐湿疣30例疗效观察. 吉林医学，2011，(22)：4650

潘氏中药熏洗方

苦参30g　黄柏30g　板蓝根30g　川椒30g　白花蛇舌草30g　薏苡仁50g　明矾20g　桃仁20g　百部20g　土茯苓20g　大青叶20g　马齿苋20g

【用法】将上药用布袋包好，加水2000ml浸泡10分钟后用武火煮沸即可，在37℃~43℃时熏洗坐浴30分钟，每天1次，10次为1个疗程，共用2个疗程。同时运用白介素局部封闭（病变部位常规消毒后，2%利多卡因2ml稀释白介素40万IU进行病灶周围局部封闭麻醉后，对疣体进行逐个碳化），以后每3天采用同样的方法封闭一次。

【功效】清热利湿，化瘀散结。

【适应证】**尖锐湿疣（湿热蕴结型）**。症见：外阴疣状赘生物，组织病理表现为表皮乳头瘤样增生伴角化不全，颗粒层和棘层上部细胞可有明显的空泡形成，胞质着色淡，核浓缩深染，核周围有透亮的晕（凹空细胞）为特征性改变，病理诊断为尖锐湿疣。

【疗效】治疗患者 50 例，创面感染 3 例，总有效率为 100%。

【来源】潘丽娟，田立国. 中药熏洗与远红外照射缩短尖锐湿疣术后创面愈合时间的对比. 现代中西医结合杂志，2012，(3)：257

谢氏验方

马齿苋 20g　大青叶 20g　黄芪 30g　薏苡仁 20g　甘草 15g　蒲公英 30g　土茯苓 20g　紫草 15g　穿心莲 15g　香附 15g　木贼 15g

【用法】水煎服，每日 2 次，日 1 剂。连用 15 天为 1 个疗程，同时用中药外洗〔苦参 20g，白鲜皮 20g，香附 20g，木贼 20g，紫草 15g，百部 20g，枯矾 20g，冰片 5g（后下）〕，每次 15~20 分钟，每天 1~2 次。

【功效】清热解毒，化瘀散结。

【适应证】尖锐湿疣（热盛血瘀型）。症见外阴疣状赘生物，组织病理表现为表皮乳头瘤样增生伴角化不全，颗粒层和棘层上部细胞可有明显的空泡形成，胞质着色淡，核浓缩深染，核周围有透亮的晕（凹空细胞）为特征性改变，病理诊断为尖锐湿疣。

【疗效】治疗患者 100 例，15 天，治愈 75 例，30 天治愈 85 例，45 天治愈 100 例，总有效率为 100%。

【来源】谢春林. 中药内服外洗治疗尖锐湿疣，2011，(12)：29

李氏中药熏洗方

黄柏 20g　苦参 15g　紫草 15g　大青叶 30g　土茯苓 30g　白花蛇舌草 30g　白及 20g

【用法】上药加水 2000ml 煎至 1500ml，将药液滤盆内，先熏蒸后坐浴，每次 15 分钟每日 2 次，日 1 剂。连用 2 周为 1 个疗程，共治疗 3 个疗程。同时用高频电刀处理疣体，并用每周注射干扰素 200 万 IU2 次，3 周后注射每周注射 1 次，共 3 周。

【功效】清热解毒，化瘀散结。

【适应证】尖锐湿疣（气滞血瘀型）。症见外阴疣状赘生物，组织病理表现为表皮乳头瘤样增生伴角化不全，颗粒层和棘层上部细胞可有明显的空泡形成，胞质着色淡，核浓缩深染，核周围有透亮的晕（凹空细胞）为特征性改变，病理诊断为尖锐湿疣。

【疗效】治疗患者 17 例，治愈 15 例，复发 2 例，总治愈率为 88.2%。

【来源】李艳华，何永恒. 中药复方预防肛周尖锐湿疣复发的临床观察. 中国现代医生，2012，（10）：76

刘氏中药熏洗方

苦参 30g　百部 30g　黄柏 30g　蛇床子 30g　马齿苋 25g　苏木 20g　紫草 15g　三棱 10g　莪术 10g

【用法】头煎加水约 500ml，浸泡 20 分钟，武火煮沸后，改小火再煮沸 30 分钟，取液约 200ml；二煎，加水约 400ml，武火煮沸后，改小火再煮沸 30 分钟，取液 200ml；两煎药汁混合后，外洗（温洗），每次 20 分钟，每日 2 次，日 1 剂。同时运用微波处理疣体。

【功效】清热解毒，化瘀散结。

【适应证】**尖锐湿疣（气滞血瘀型）**。症见外阴疣状赘生物，组织病理表现为表皮乳头瘤样增生伴角化不全，颗粒层和棘层上部细胞可有明显的空泡形成，胞质着色淡，核浓缩深染，核周围有透亮的晕（凹空细胞）为特征性改变，病理诊断为尖锐湿疣。

【疗效】治疗患者 39 例，治愈 33 例，显效 4 例，有效 1 例，无效 1 例，总有效率为 94.9%。

【来源】刘旭星. 中药辅治尖锐湿疣 39 例疗效观察. 临床合理用药，2011，（12）：88

哈氏中药熏洗方

板蓝根 25g　大黄 15g　黄连 15g　黄柏 15g　黄芩 15g　明矾 15g　鸦胆子 15g　薏苡仁 15g

【用法】头煎加水约 500ml，浸泡 20 分钟，武火煮沸后，改小火再煮沸 30 分钟，取液约 200ml；二煎，加水约 400ml，武火煮沸后，改小火再煮沸 30 分钟，取液 200ml；两煎药汁混合后，外洗（温洗），每日 2 次，日 1 剂。同时运用微波处理疣体。

【功效】清热利湿，化瘀散结。

【适应证】**尖锐湿疣（湿热蕴结型）**。症见外阴疣状赘生物，组织病理表现为表皮乳头瘤样增生伴角化不全，颗粒层和棘层上部细胞可有明显的空泡形成，胞质着色淡，核浓缩深染，核周围有透亮的晕（凹空细胞）为特征性改变，病理诊断为尖锐湿疣。

【来源】哈斯塔娜. 中西医联合治疗尖锐湿疣的护理措施及健康宣教，2012，(5)：129

❁ 李氏验方

大枣 15g　丹参 15g　灵芝 15g　黄柏 15g　土茯苓 15g　野菊花 15g　秦皮 15g　黄芪 30g　半枝莲 30g　苦参 30g　甘草 5g

【用法】水煎服，每日 2 次，日 1 剂。同时静脉点滴阿昔洛韦 0.5g 每天 1 次，用激光去除疣体，局部皮下注射干扰素 100 万 IU，3 天/次，10 天为 1 个疗程。

【功效】凉血活血，化瘀散结。

【适应证】**尖锐湿疣（气滞血瘀型）**。症见外阴疣状赘生物，组织病理表现为表皮乳头瘤样增生伴角化不全，颗粒层和棘层上部细胞可有明显的空泡形成，胞质着色淡，核浓缩深染，核周围有透亮的晕（凹空细胞）为特征性改变，病理诊断为尖锐湿疣。

【疗效】治疗患者 42 例，治愈 38 例，有效 2 例，无效 2 例，总有效率为 95.2%。

【来源】李东升. 中西医结合治疗尖锐湿疣临床疗效观察. 中国实用医药，2012，(2)：147

❁ 吴氏验方

生薏苡仁 20g　板蓝根 15g　木贼 15g　蜂房 10g　威灵仙 10g　白花蛇舌草 15g　赤芍 15g　白术 15g　黄芪 20g　党参 20g

【用法】水煎服，每日 2 次，日 1 剂。连用 7 天为 1 个疗程，同时用抗疣汤加减外洗（生薏苡仁 30g，板蓝根 30g，木贼 15g，蜂房 15g，威灵仙 15g，芒硝 20g，黄丹 5g），加水 2000ml，食用老陈醋 2000ml，煎至 3000ml，待后坐浴，每次30分钟，每天2次，7天为1个疗程，连续外用2~4个疗程。

【功效】清热利湿，扶正祛邪，解毒散结。

【适应证】**尖锐湿疣（湿热下注型）**。症见外阴疣状赘生物，组织病理表现为表皮乳头瘤样增生伴角化不全，颗粒层和棘层上部细胞可有明显的空泡形成，胞质着色淡，核浓缩深染，核周围有透亮的晕（凹空细胞）为特征性改变，病理诊断为尖锐湿疣。

【疗效】治疗患者159例，治愈146例，复发10例，无效3例，总有效率为91.1%。

【来源】吴爽. 中西医结合治疗尖锐湿疣疗效观察. 中国社区医师. 医学专业，2012，（14）：243